参 编 （按姓氏笔画排序）

万复甦　武汉市第四医院
王开欣　中国地质大学（武汉）医院
王晓慧　华中科技大学同济医学院附属同济医院
王清睿　武汉市第六医院
王淦昕　华中科技大学同济医学院第三临床学院
艾　念　孝感市中心医院
叶　挺　华中科技大学同济医学院附属协和医院
田文曲　华中科技大学同济医学院第二临床学院
田可嘉　华中科技大学同济医学院第二临床学院
兰　青　华中科技大学同济医学院第三临床学院
朱　芳　华中科技大学同济医学院附属协和医院
刘莉丹　华中科技大学同济医学院附属协和医院
孙雪平　中国地质大学（武汉）医院
李永红　湖北省天门市第一人民医院
李青峰　襄阳市中心医院
吴　祁　华中科技大学同济医学院第三临床学院
邱　丰　武汉市江汉区科学技术协会
余雯婷　武汉市江汉区科学技术协会
邹枕伟　华中科技大学同济医学院附属协和医院
沈　力　武汉市江汉区科学技术协会
张　菊　宜昌市中心人民医院
张　攀　中国地质大学（武汉）医院
张华萍　孝感市中心医院
张江洲　武汉市第五医院
张红霞　仙桃市第一人民医院
张洁莹　华中科技大学同济医学院附属协和医院
陈　茜　孝感市中心医院

陈有为　华中科技大学同济医学院附属协和医院
陈雯菁　华中科技大学同济医学院第二临床学院
昌　喻　华中科技大学同济医学院附属协和医院
罗　飞　华中科技大学同济医学院附属协和医院
罗瑞君　武汉大学人民医院
周　剑　咸宁市中心医院
周思婕　华中科技大学同济医学院第一临床学院
郑　璆　武汉市江汉区科学技术协会
赵　晔　华中科技大学同济医学院附属协和医院
赵德庆　黄石市中心医院
胡　洁　华中科技大学同济医学院附属协和医院
钟悦茹　华中科技大学同济医学院护理学院
徐巧英　武汉市汉阳区妇幼保健院
高　娟　湖北省肿瘤医院
高佳琦　华中科技大学同济医学院附属协和医院
黄　念　中国地质大学（武汉）医院
黄　钦　华中科技大学同济医学院附属同济医院
黄早早　华中科技大学同济医学院附属梨园医院
黄利明　武汉市江汉区科学技术协会
盛宇涵　华中科技大学同济医学院附属协和医院
程军平　华中科技大学同济医学院附属协和医院
曾宪芬　武汉市汉阳区妇幼保健院
蔡梅杰　华中科技大学同济医学院附属协和医院
谭冬梅　恩施土家族苗族自治州中心医院
熊彩玲　华中科技大学同济医学院附属协和医院
薛少博　华中科技大学同济医学院附属协和医院
魏从兵　中国地质大学（武汉）医院

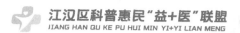

江汉区科普惠民"益+医"联盟
JIANG HAN QU KE PU HUI MIN YI+YI LIAN MENG

希望之光
——肿瘤放射治疗百问百答

名誉主编	伍　钢	华中科技大学同济医学院附属协和医院
主　编	张　涛	华中科技大学同济医学院附属协和医院
	杨坤禹	华中科技大学同济医学院附属协和医院
	杨盛力	华中科技大学同济医学院附属协和医院
副主编	彭　纲	华中科技大学同济医学院附属协和医院
	杨志勇	华中科技大学同济医学院附属协和医院
	张　盛	华中科技大学同济医学院附属协和医院
	王　晔	华中科技大学同济医学院附属协和医院

华中科技大学出版社
http://press.hust.edu.cn
中国·武汉

内 容 简 介

这是一本介绍肿瘤相关知识的科普图书。

本书以问答的形式，对放射治疗的常见问题进行了解答，包括放射治疗的基础知识，放射治疗体位固定、CT模拟定位、治疗实施等阶段的相关事项、可能发生的情况及处理，不同原发部位肿瘤的放射治疗特点和放射治疗过程中的注意事项。

本书运用通俗易懂的文字，结合直观有趣的图片，带给读者更全面、详细的放射治疗专科知识，相信一定会给肿瘤患者及家属带来帮助，减少他们心中的困惑和顾虑。

图书在版编目（CIP）数据

希望之光：肿瘤放射治疗百问百答 / 张涛，杨坤禹，杨盛力主编 .—武汉：华中科技大学出版社，2024.2
ISBN 978-7-5772-0432-1

Ⅰ.①希… Ⅱ.①张… ②杨… ③杨… Ⅲ.①肿瘤–放射治疗学–问题解答 Ⅳ.① R730.55-44

中国国家版本馆 CIP 数据核字 (2024) 第 047059 号

希望之光——肿瘤放射治疗百问百答　　　　　　　　　　张　涛
Xiwang zhi Guang　　　　　　　　　　　　　　　　　　　杨坤禹　主编
——Zhongliu Fangshe Zhiliao Baiwen Baida　　　　　　杨盛力

策划编辑：汪飒婷　　　　　　　　　　责任校对：朱　霞
责任编辑：毛晶晶　方寒玉　　　　　　封面设计：原色设计
责任监印：周治超
出版发行：华中科技大学出版社（中国·武汉）　　电话：（027）81321913
　　　　　武汉市东湖新技术开发区华工科技园　　邮编：430223
录　　排：华中科技大学惠友文印中心
印　　刷：湖北金港彩印有限公司
开　　本：889mm×1194mm　1/32
印　　张：6.125
字　　数：126 千字
版　　次：2024 年 2 月第 1 版第 1 次印刷
定　　价：49.80 元

作者简介

张涛 男，医学博士，华中科技大学同济医学院附属协和医院肿瘤中心党委书记／主任，二级教授、主任医师、博士研究生导师。

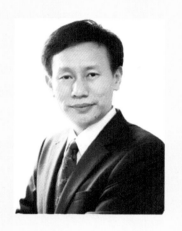

1989年毕业于同济医科大学，1998—2002年在德国海德堡大学学习并获医学博士学位。从事肿瘤专业临床工作30余年，有丰富的临床经验，擅长消化道肿瘤的综合治疗及个体化治疗，并致力于肿瘤转移及肿瘤免疫等方面的基础研究。现担任中国医师协会肿瘤医师分会副会长、中国研究型医院学会肿瘤学专业委员会副主任委员、湖北省医师协会肿瘤医师分会主任委员、中国临床肿瘤学会（CSCO）理事、CSCO胰腺癌专家委员会副主任委员、CSCO胃癌专家委员会常务委员、CSCO结直肠癌专家委员会常务委员、CSCO研究基金评审专家、湖北省抗癌协会肿瘤分子靶向治疗专业委员会主任委员。主编及参编肿瘤学相关书籍20余部，担任国家卫生健康委员会"十三五"规划教材、全国高等职业教育教材《放射治疗技术（第4版）》主编，《肿瘤药物治疗方案及综合评价》及《消化道肿瘤多学科协作诊疗病例》副主编。主持并参与多项多中心临床研究，主持国家科技重大专项子课题1项、国家自然科学基金项目4项、省部级课题多项。作为第一作者或通讯作者发表SCI论文60余篇。

杨坤禹 男，医学博士，华中科技大学同济医学院附属协和医院肿瘤科主任 / 肿瘤病学教研室主任，二级教授 / 主任医师。

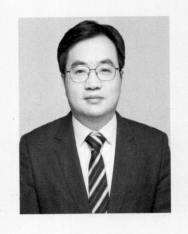

1997 年硕士研究生毕业后留院工作，从事肿瘤放化疗工作近 30 年。曾先后在德国萨尔大学放疗科、美国 MD 安德森癌症中心放疗科和纽约纪念斯隆 - 凯特琳癌症中心放疗科进修学习，具有丰富的临床经验，擅长头颈部肿瘤、脑胶质瘤和肺癌的放疗、化疗、分子靶向治疗和免疫治疗，临床工作中强调多学科协作。现担任中国临床肿瘤学会（CSCO）肿瘤放射治疗专家委员会常务委员、CSCO 头颈肿瘤专家委员会副主任委员、CSCO 鼻咽癌专家委员会副主任委员、中国初级卫生保健基金会放疗专业委员会主任委员、湖北省抗癌协会副理事长、湖北省医师协会放射肿瘤治疗医师分会主任委员等职务。主持和参与多项临床研究，获得科技部国家重点研发计划课题 1 项、湖北省重点研发计划项目 1 项、国家自然科学基金面上项目 6 项。以第一作者或通讯作者（含并列）在 New England Journal of Medicine、Lancet Oncology、Science Advances 等杂志发表学术论文 40 余篇。担任国家卫生和计划生育委员会"十三五"英文版规划教材《肿瘤学》、国家卫生健康委员会"十四五"规划教材《肿瘤放射治疗学》副主编。2021 年获得第五届"人民名医"称号。

杨盛力　男，1982 年 2 月生，汉族，中共党员，医学博士，副教授、副主任医师。中国抗癌协会第一届肿瘤肠病学专业委员会、中国抗癌协会第一届神经内分泌肿瘤专业委员会委员，中国抗癌协会肿瘤心理学专业委员会委员、湖北省抗癌协会癌症康复与姑息治疗青年委员会副主任委员、湖北省抗癌协会肿瘤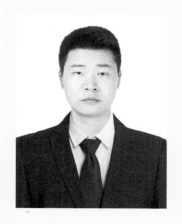心理学专业委员会常务委员兼秘书、湖北省中医师协会消化病专业委员会常务委员。担任 Evidence-based Complementary and Alternative Medicine（SCI）编委，Cancer Biology & Medicine（SCI）、International Journal of Clinical Pharmacy(中文版)、《中华肿瘤防治杂志》《中华肝脏外科手术学电子杂志》《中华普通外科学文献》、TMR-Integrative Medicine、《医药导报》、《肿瘤预防与治疗》等杂志青年编委，《中华肝脏病杂志》特邀编委。主持科研课题 15 项，发表 SCI 论文 50 篇，其中影响因子大于 10 分 4 篇，5 分以上 16 篇。 博士论文被香港中文大学评为优秀博士论文。2020 年荣获湖北省科学技术进步奖二等奖。

2011 年开始科普创作，先后在《健康报》《大众健康》和《家庭医学》上发表科普文章 40 余篇。同时 100 篇科普文章和 50 多个科普视频被"学习强国"、中国抗癌协会科普平台、湖北省抗癌协会、中国抗癌协会肿瘤心理学专业委员会、华中科技大学同济医学院附属协和医院官网、武汉科技报、新浪网、长江日报长江网等多个媒体发布。组建了 500 余人的科普团队——

大学生快乐科普驿站，并前往22所高校进行了肿瘤防治的科普讲座。多次受邀参加武汉市科学技术协会、江汉区科学技术协会开展的科普工作者会议，分享科普经验。多个作品被评为华中科技大学同济医学院附属协和医院优秀科普作品，获2021年武汉市江汉区科普短视频比赛三等奖，2021年健康中国优秀科普作品奖和陈孝平院士健康科普工作室首届健康科普大赛一等奖。2022年湖北省第四届健康科普大赛三等奖。2023年湖北省第五届健康科普大赛一等奖和三等奖各一项。2023年人民好医生科普大赛十佳科普视频奖。部分科普作品还获得了10万＋的点击量，4篇科普作品被评为华中科技大学同济医学院附属协和医院2021年和2022年"十大科普作品"。业余时间经常给肿瘤患者进行科普讲座和义诊，《武汉科技报》进行了专门采访，报道了8次，《健康报》报道了1次。同时被聘为肿瘤膳食营养科普团队区域讲师、湖北省医学生物免疫学会科普专业委员会委员、武汉市健康教育讲师团成员、中国医师协会健康传播工作委员会成员、中国科学技术协会官方科普平台专家库成员。2022年被评为新浪最佳公益科普合作伙伴和武汉市最美志愿者。荣获2023年湖北新时代文明实践志愿服务项目大赛金奖、首届湖北省卫生健康行业青年志愿服务项目大赛金奖，并在2023年湖北省青年志愿服务公益创业赛中荣获铜奖。

序
——希望之光

　　吾从事肿瘤事业数十载，在这漫长的岁月中，见过刁钻的肿瘤生长位置，还见过反常的肿瘤生长方式，更见过无数经过治疗缓解或治愈的案例。目前，恶性肿瘤已成为严重危害人类身体健康和生命安全的重大疾病之一，而放射治疗是恶性肿瘤重要的治疗手段之一。

　　肿瘤放射治疗已有 100 多年的发展历史，是一种使用各种复杂放射治疗设备和技术对肿瘤进行治疗的方式，仿佛希望之光。已有研究显示，70% 的恶性肿瘤患者在疾病的不同时期需接受放射治疗。对于晚期或难治性复发恶性肿瘤患者，放射治疗亦是减轻患者临床症状、延长患者生存期、改善患者生活质量的有效治疗措施之一。近年来，放射治疗技术飞速发展，放射治疗的生物物理理念不断更新。精准放射治疗的靶区定位精确，靶区照射精准，照射剂量分布均匀，适形度较好，对靶区周围危及器官的损伤较小，精度高、速度快、安全性好、疗效佳，可以最大限度地保护正常组织和器官的结构和功能，努力提高患者的长期生存率和改善其生存质量。

　　在整个放射治疗过程中，广大的肿瘤患者及家属会接触到很多陌生的放射治疗"名词"和特殊的治疗模式，由于其专业性过强，在一定程度上会给患者和家属带来困惑和顾虑。因此，全面介绍和解读这些放射治疗"名词"和放射治疗过程中的注意事项是实实在在地为肿瘤患者及家属"排忧解难"。

本书首先从基础篇入手，带领大家走进放射治疗，全面详细地认识放射治疗；其次通过准备篇和实战篇告知患者及家属，在放射治疗体位固定、CT模拟定位、治疗实施阶段他们最想了解的情况，并针对这些情况可能发生的相关问题进行细致的解答；最后，以提高患者的生存质量和放射治疗效果为目的，对不同原发部位肿瘤的放射治疗特点和放射治疗过程中的注意事项进行介绍和解读，带给患者更全面、详细的放射治疗专科知识。

行文至此，不禁称叹，全书内容翔实、资料丰富、通俗易懂，相信一定会给肿瘤患者及家属带来帮助，减少他们心中的困惑和顾虑，让患者能更好地配合医务工作者完成治疗，提高放射治疗的精准性和效果！

华中科技大学同济医学院附属协和医院肿瘤放疗研究所所长
中国医师协会第二届放射肿瘤治疗医师分会副会长
国家卫生健康委能力建设和继续教育肿瘤学专家委员会副主任委员
湖北省医学会第七届肿瘤放射治疗分会主任委员

目录

准备篇　放疗初体验

实战篇　放疗中的那些事

锦囊篇　放疗必备小知识

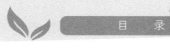

基础篇
带你了解放射治疗

走进放疗，认识放疗

1. 什么是放疗？哪些疾病适合放疗？

放射治疗简称放疗，是一种利用放射线产生的电离辐射来治疗疾病（主要是恶性肿瘤）的临床手段。临床上使用的放射线包括放射性同位素产生的 α、β、γ 射线，各类 X 线治疗机或加速器产生的 X 线、电子线、质子束及其他粒子束。放射线产生的电离辐射可在肿瘤细胞内产生高能量，使肿瘤细胞的遗传物质脱氧核糖核酸（DNA）发生断裂，从而失去无限增殖的能力，最终起到杀灭肿瘤细胞的效果。

放疗可以治疗 70% 以上的恶性肿瘤。放疗不仅可治疗早期肿瘤，还在中晚期和晚期肿瘤的治疗中发挥着非常重要的作用。具体如下。

（1）对于部分早期恶性肿瘤，单纯进行放疗即可达到治愈目的。例如早期鼻咽癌、早期精原细胞瘤、早期喉癌，都可通过单纯的放疗达到治愈目的。

（2）中晚期的肿瘤患者也可以通过放疗延长生存期，降低肿瘤的复发和转移概率；常见的肺癌、肝癌、食管癌、头颈部肿瘤、中枢神经系统肿瘤等患者，均可通过术后的放疗提高生存率。

（3）部分晚期恶性肿瘤患者同样可以通过放疗进行姑息止痛，降低颅内压；若肿瘤晚期出现脑转移、骨转移，利用放疗可以延长患者生存期，减轻高颅压症状，减轻疼痛。

除恶性肿瘤外，放疗还可用于部分良性肿瘤和非肿瘤性疾病（如瘢痕疙瘩、颅内动静脉畸形等）的治疗。

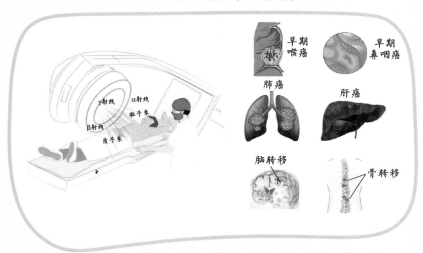

2. 放疗流程全介绍

确诊肿瘤后，医生会根据患者的详细病史、病理诊断、影像学检查结果等制订个体化治疗方案。放疗作为肿瘤重要的治疗方式，是大多数患者所要经历的。

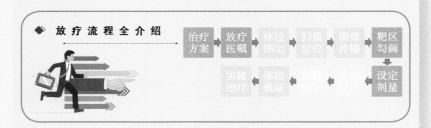

放疗的流程包括体位固定、扫描定位（CT 模拟定位）、图像传输、靶区勾画、设定剂量、计划设计、剂量验证、体位验证、实施治疗等多个环节，下面分别介绍各环节的具体内容。

（1）体位固定：一般采用热塑膜、真空负压垫、发泡胶等固定装置，帮助患者更好地采取及保持相同体位，保证照射部位在各阶段的一致性。在这个环节，患者需及时反馈体位的舒适性、模具的松紧程度等细节，为整个放疗过程奠定良好基础。

（2）扫描定位（CT 模拟定位）：进行 CT 模拟定位时用 Mark 点标记体表或模具，从影像的角度确定患者在固定体位状态下的肿瘤位置。部分患者需要进行 MRI 定位，以辅助确定 CT 影像不能显示的肿瘤区域。

（3）图像传输：将患者佩戴固定模具的图像传送至放疗计划系统（TPS）。与诊断 CT 最大的不同是，CT 模拟定位机重建的影像带有三维空间的坐标信息，以及借助 Mark 点虚拟的初步靶区中心。

（4）靶区勾画：在这个过程中，医生需要在 CT/MRI 影像上勾画出肿瘤区域，并确定肿瘤区（GTV）、临床靶区（CTV）和计划靶区（PTV），确保潜在侵犯部位和所有肿瘤区域都能得到治疗。同时，相邻的正常组织也需要勾画，保证受照剂量都在可控范围。

（5）设定剂量：根据肿瘤的类型及分期，医生会给出肿瘤区域的处方剂量。处方剂量的不同，决定了危及器官的相应剂量限值，可减少放疗相关不良反应。结合患者实际情况和相关规定，确定个体化剂量限值。

（6）计划设计：如何利用放疗设备来达到预期照射剂量，需要放疗技师在放疗计划系统（TPS）上进行优化，在医生给定的剂量限值条件下，选择合适的设备、放射线能量、入射角度等，以达到期望效果。

（7）剂量验证：放疗技师将设计完成的计划传输至加速器，利用专业模体手机实际照射剂量数据，以 TPS 计算出的剂量为基准，将数据与计划进行对比，来保证放疗的精确性。

（8）体位验证：治疗师需要在复位阶段以体表标记的方式确定患者在加速器治疗的位置，并借助加速器配备的辅助影像设备来校对肿瘤位置是否发生明显变化，以确保放射线准确无误地照射到肿瘤区域。体位验证是放疗实施前的最后流程。在治疗后期，部分患者的肿块会发生明显缩小，此时需要治疗师评估肿块的缩小是否会对精准放疗产生影响，是否需要调整照射野或重新进行 CT 模拟定位等。

（9）实施治疗：在这个阶段，患者只需按照约定好的时间到达指定的治疗室，在大厅等待叫号即可。

3. 光子放疗、电子放疗、质子放疗有什么区别？

光子放疗、电子放疗、质子放疗都属于放射治疗（简称放疗），它们的本质区别是使用的放射线类型不同。不同的放射线照射后，人体产生的反应不同，治疗的效果也不相同。

光子放疗一般使用的是 X 线或 γ 射线。X 线一般由医用电子直线加速器产生，γ 射线由放射源产生。光子放疗是临床上常用的放疗方式。光子束具有穿透性和较高的能量，能聚焦照射。为保证肿瘤照射区高剂量，肿瘤周围的正常组织会不可避免受到中、低剂量的照射，因此，机体可能会产生一定的不良反应。

电子放疗使用的是 β 射线，β 射线束是带负电荷的电子束。光子放疗和电子放疗一般使用的是常规医用电子直线加速器。电子束穿透能力较弱，照射深度有限，适用于表浅部位的治疗，如皮肤瘢痕照射、表浅淋巴结照射、乳腺癌照射、鼻咽癌补量等。

质子放疗使用的是质子束。质子束是一种带正电荷的粒子束，一般由超导回旋加速器产生并引出，质子放疗时使用的质子束具有一定的穿透能力和超高的能量。质子放疗的物理特性是存在"布拉格（Bragg）峰"：放射线在到达人体皮肤时释放的能量较小，抵达病灶时几乎释放所有能量，穿过病灶后能量急速下降，形成一个陡峭的尖峰。"布拉格峰"之后的照射剂量几乎为零。

可以通过调节质子束的能量释放方向、部位和"布拉格峰"的宽度和深度，最大限度地杀伤肿瘤组织，肿瘤以外的正常组织照射剂量骤减。就像导弹一样，定点爆破。正是由于这种剂量分布优势，质子放疗对周围正常组织保护作用极佳，所产生的不良反应非常小，同时能够有效地杀灭肿瘤，也是非常好的再程放疗方式。

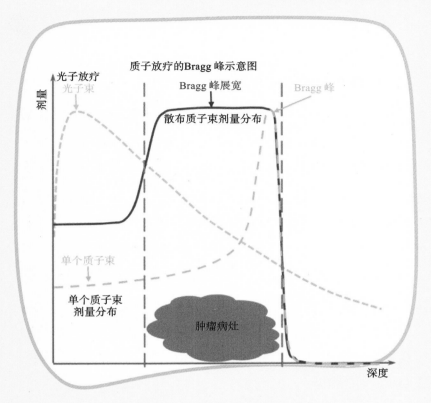

质子放疗的Bragg峰示意图

参考文献

Hu M, Jiang L Y, Cui X L, et al. Proton beam therapy for cancer in the era of precision medicine［J］. J Hematol Oncol,2018,11(1):136.

4. 放疗技术和设备该如何选择?

（1）普通放疗又称常规放疗（conventional radiotherapy），是早期的放疗技术，应用 X 线模拟机定位，体位固定装置简单，多数采用矩形照射野且对穿等少野照射，一般用于四肢骨转移和表浅肿瘤的治疗。

（2）三维适形放疗（3DCRT）是立体定向放疗技术的扩展，三维适形放疗利用多叶光栅将照射野的形状由普通放疗的方形或矩形调整为肿瘤的形状，使照射的高剂量区在人体内的三维立体空间上与肿瘤的实际形状相一致，提高了肿瘤的受照剂量，可保护肿瘤周围的正常组织，减少放射性并发症，提高肿瘤的控制率。三维适形放疗具有一定局限性，即靶区形状虽已适形，但靶区内的剂量分布欠均匀。

（3）调强放疗（IMRT）是三维适形放疗技术的发展，它可以对放射野内的照射强度进行调整，使靶区内部剂量分布更均匀。调强放疗针对靶区三维形状和要害器官与靶区的解剖关系对束强度进行调节，照射野内的剂量强度可以按肿瘤调节，使靶区内的任何一点都能得到较理想均匀的受照剂量，同时将危及器官的受照剂量限制在可耐受范围内，使紧邻靶区的正常组织受照剂量降低。调强放疗可比常规治疗多保护 15% ～ 20% 的正常组织，同时使靶区肿瘤的受照剂量增加 20% ～ 40%。

（4）容积旋转调强放疗（VMAT）是调强放疗的进一步发展，

它通过旋转治疗方式使放疗剂量更加适形，能更好地保护危及器官，同时大大缩短了治疗时间。

（5）影像引导调强适形放疗（IGRT）是一种四维放疗技术，它在三维放疗技术的基础上加入时间因数，在治疗期间进行重复影像扫描，充分了解肿瘤组织在治疗过程中的运动和分次治疗间的位移误差，如呼吸运动和小肠蠕动、日常摆位误差、靶区收缩等引起放疗剂量分布的变化和对治疗计划的影响情况，并能根据器官位置的变化调整治疗条件，使照射野紧紧追随靶区，能做到真正意义上的精确治疗。IGRT提高了放疗的准确性，并可使待治疗组织的计划体积减小，从而减少对正常组织的总照射剂量，更好地保护正常组织。

放疗设备：目前治疗恶性肿瘤的主要放疗设备是直线加速器，直线加速器可产生高能X线作用于恶性肿瘤，杀伤肿瘤细胞。高能X线属于光子线。另外，直线加速器还会产生电子线，治疗比较表浅的肿瘤。目前深部X线机已经处于淘汰状态，比较先进的设备还有质子治疗机、重离子治疗机，有非常好的物理学优势，主要根据肿瘤深度、范围、病灶周围正常危及器官所能耐受的照射剂量，选择不同的放射线。

现在最常应用的是直线加速器，还有后装放射治疗机，另外粒子植入也属于放射线内照射。对鼻咽癌患者在CT模拟定位后采用直线加速器进行治疗时，往往采用多个照射野调强放疗技术，能达到非常好的治疗剂量分布，最大限度地保护正常组织。如对于鼻咽癌患者而言，正常组织可能包括晶状体、视神经、垂体、腮腺等，若属于激素瘤，可能质子放疗设备更为适合。对于儿童肿瘤患者，考虑到放射线的后遗作用，以及二次致癌的可能性，质子放疗设备在儿童肿瘤治疗方面应用更多。

综上，放疗设备与技术要根据患者的情况灵活选用。

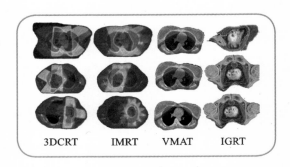

3DCRT　　IMRT　　VMAT　　IGRT

5. 哪些肿瘤适合质子放疗？

质子是带有一个正电荷的粒子，是原子核的组成部分，其质量是电子的 1836 倍。质子放疗是一种使用高能量的质子束来杀灭肿瘤细胞的放疗技术，治疗用的质子束能量最高可达到 250 MeV。在使用质子闪疗技术时，仅需 1 秒就可完成治疗。

质子放疗是国际医学界公认的最先进的肿瘤放疗技术，质子放疗最显著的特性是质子束的能量沉积特征"布拉格峰"。质子束在抵达肿瘤病灶前，仅有不足 25% 的能量释放，抵达病灶时立即释放至能量峰值，即达到"布拉格峰"，而一旦穿过病灶，释放的多余辐射量又趋近于零，因而大大减少了不良反应。质子放疗通过调整质子能量，可以使质子束对肿瘤细胞的损伤最大化。与 X 线疗法相比，接受质子放疗的患者身体表面组织和周边正常器官所受辐射量显著降低。因此质子放疗的优势之一是在杀死肿瘤细胞的同时，最大限度地减少对周围正常组织的损伤。

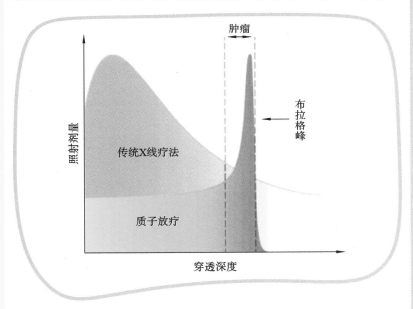

虽然质子放疗在许多方面具有优势，但它并不适用于所有类型的肿瘤和所有患者。在选择治疗方法时，医生会根据患者的具体情况、肿瘤类型、病灶位置等因素进行综合考虑，以确定最适合的治疗方案。

质子放疗技术临床应用已相当成熟。一般来说，实体肿瘤适合进行质子放疗。对于中枢神经系统肿瘤、头颈部肿瘤、肺癌、肝癌、食管癌、乳腺癌、胰腺癌、前列腺癌、骨肉瘤和复发性癌症患者而言，质子放疗是更为先进的治疗手段。质子放疗可有效降低肿瘤复发率，拓展一些终末期肿瘤的治疗方式，提高治疗效果。

质子放疗无痛，非常适合治疗儿童肿瘤。儿童身体尚在发育，身体器官排列更加紧密，质子放疗可显著减少对患儿健康组织和器官的辐射，对处在生长发育期的患儿实现正常器官的最大保护效果。

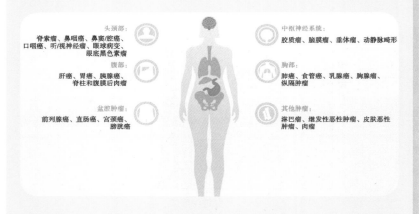

质子放疗适应证及临床获益如下。

（1）中枢神经系统：胶质瘤、脑膜瘤、垂体瘤、动静脉畸形。质子放疗后继发性脑肿瘤发生风险可明显降低，可减少对脑膜瘤患者海马体（记忆功能）的影响，加强对认知功能的保护，提高患者生活质量。

（2）头颈部：脊索瘤、鼻咽癌、鼻窦 / 腔癌、口咽癌、听 / 视神经瘤、眼球病变、眼底黑色素瘤。口咽癌患者行质子放疗后能更快恢复正常功能，饲管使用风险降低。

（3）胸部：肺癌、食管癌、乳腺癌、胸腺瘤、纵隔肿瘤。患者行质子放疗后放射性食管炎的发生率明显降低。

（4）腹部：肝癌、胃癌、胰腺癌、脊柱和腹膜后肉瘤。

（5）盆腔肿瘤：前列腺癌、直肠癌、宫颈癌、膀胱癌。

（6）其他肿瘤：淋巴瘤、继发性恶性肿瘤、皮肤恶性肿瘤、肉瘤。患者行质子放疗后继发性恶性肿瘤发生风险降低，肉瘤患者伤口并发症发生率降低。

（7）儿童肿瘤：胶质瘤、髓母细胞瘤、室管膜瘤、垂体瘤、眼科肿瘤、脊髓肿瘤、神经母细胞瘤、霍奇金淋巴瘤、肉瘤、第二原发性恶性肿瘤（SPM）和继发性恶性肿瘤(SMN)。患儿行质子放疗后毒性反应较小，智力降低程度和继发性恶性肿瘤发生风险降低。

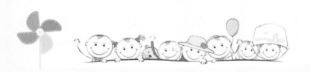

质子放疗的流程与传统放疗基本相同，包括诊断病情、制订方案、体位固定、影像采集、计划设计、治疗实施等，质子放疗属于放疗，常见的不良反应和对应处理方法和其他放疗方法也是相同的。

6. 什么是立体定向放疗？

立体定向放疗（stereotactic radiotherapy，SRT）是一种高剂量、分次少、疗程短的放疗技术。

立体定向放疗（SRT）俗称为"刀"。大家平时听到的 X 刀、γ 刀、射波刀、速锐刀、TOMO 刀等，本质上都是指 SRT 技术。SRT 的照射剂量可使肿瘤细胞快速凋亡，肿块迅速消退，其治疗效果堪比手术切除，从而具有"无创手术刀"的称号。

从治疗技术的角度而言，每种放疗技术都各有优势，也有各自的应用范围，因此每位患者都有与其相适应的最佳治疗方式。

SRT 与调强放疗（IMRT）、容积旋转调强放疗（VMAT）治疗肿瘤的原理一致，都是利用高能放射线使肿瘤细胞发生坏死，从而达到预期的治疗效果。不同的是，SRT 还具备以下特点。

（1）单个疗程治疗分次较少，疗程较短。

（2）单个分次内靶区受照剂量较高，单次治疗时间较长。

（3）肿瘤体积较小，危及器官的相对受照剂量较低。

（4）与常规放疗相比，SRT 的靶区内剂量可以不均匀，但其周边正常组织器官的受照剂量及范围应尽可能减小，所以 SRT 对加速器的精度要求更高，且通常需要配合应用图像引导设备。胸部、腹部等随呼吸运动而变化的肿瘤，还应结合呼吸运动进行管理。

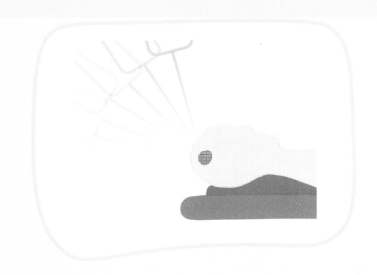

7. 什么是近距离照射（后装治疗）？

近距离照射又称后装治疗，是将封装好的放射源，通过施源器或输源导管直接植入患者的肿瘤部位进行照射的治疗方法。其基本特征是放射源贴近肿瘤组织，可以有效地杀伤肿瘤组织；而邻近的正常组织，由于辐射剂量随距离增加而迅速跌落，受照剂量较低。近距离照射很少单独使用，一般是作为外照射的辅助治疗手段，可以给予特定部位（如外照射后残存的瘤体）较高的照射剂量，进而提高肿瘤的局部控制率。

根据照射方式分类，近距离照射大致可分为腔内照射(intracavitary irradiation)、组织间插植照射(interstitial irradiation)、管内照射和表面施源器照射。

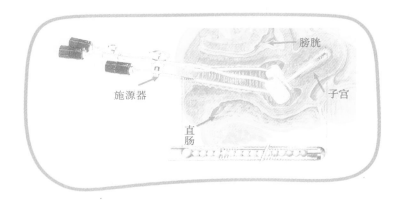

膀胱

子宫

施源器

直肠

8. 什么是全身放疗？

常见的放疗都是局部放疗。你知道全身放疗吗？一般对于存在于身体某个部位的肿瘤，只需要对其及周边一定范围内的组织进行照射即可。但还有一些疾病，如白血病、再生障碍性贫血、淋巴瘤、多发性骨转移瘤、自身免疫病、先天性新陈代谢疾病等，不是实体肿瘤，而是全身性的疾病，就需要对患者全身或者半身进行大范围照射。全身放疗（TBI）是治疗这些疾病的重要手段。

全身放疗的申请和治疗流程与常规放疗一样，都是诊断→制订方案→体位固定→CT模拟定位→计划设计→实施治疗。与常规放疗稍不同的是，全身放疗的体位固定模具会包裹患者身体的大部分。早期的全身放疗都是使用常规的C形臂加速器来实施的，实施过程比较复杂，在螺旋断层放疗系统（TOMO）出现后，全身放疗实施起来相较以前容易很多，并且照射精度和效果较之前也有很大提升。

全身放疗需要无菌环境。一般在治疗前医护人员会对放疗机房空气、设备表面等进行全面的消毒，在治疗过程中也会有医护人员值守。在全身放疗过程中需要保护患者重要器官。常见的不良反应有恶心、呕吐、口腔黏膜炎、腹泻、腮腺炎等。

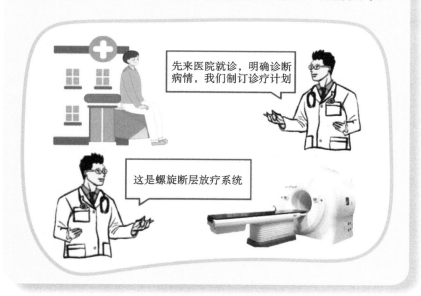

9. 做完放疗后回家，对家人身体有影响吗?

肿瘤是严重威胁人类健康的疾病之一。随着医学诊疗技术的不断进步，目前对肿瘤患者主要采用综合治疗，放疗是其中一项重要的治疗手段。家庭可为患者提供经济支持、陪伴和照顾。有文献显示，患者家属的支持度是影响患者生存质量、改善患者治疗环境的重要因素，而患者家属的支持度与其自身对恶性肿瘤的认知程度密切相关。肿瘤患者的放疗周期较长，伴随着治疗的进行，患者家属的心理及身体状况是否会产生改变？

对于医护人员而言，全面了解肿瘤患者家属的需求，关注治疗期间家属的心理状态，是提高整体护理质量的前提。因此，探索肿瘤患者放疗完成后回家，是否会对家人身体产生影响这一问题变得尤为重要，以期尽早消除家属的疑虑，减轻家属的心理负担。

随着人们生活水平的提高，人们的自我保健意识越来越强，放射线这类看不见、摸不着的危害，逐渐引起公众的重视。据报道，医用辐射约占公众所受人工电离辐射的 90%，为公众接受人工电离辐射的主要来源。那么，接受放疗的肿瘤患者，回家后会对家人身体产生影响吗？

常规放疗是应用 X 线、γ 射线等对患者进行照射。原理是放射线可以导致受到照射的肿瘤细胞 DNA 双链断裂，使肿瘤细胞丧失自我繁殖能力，进而导致肿瘤细胞死亡。患者自身吸收放射线后不会对其他人造成第二次辐射，所以对其他人没有任何影响。一般放疗为局部治疗，也不会对身体未受到照射的区域造成伤害。在单次放疗结束后，通过直线加速器产生的放射线就会完全消失，因此放疗患者本身没有携带仪器上的放射源，就不会产生额外的电离辐射，不会对周围的家人和朋友的健康产生影响。

粒子植入是一种特殊的植入性内照射治疗。粒子所发出的 β 射线也只有大约 2 mm 的射程，不会对周围的人构成辐射威胁。碘 -131 亦属于放射性元素，甲状腺癌患者行碘 -131 治疗后身体带有辐射，但是辐射性与距离有关，距离越远，对家人的影响越小。

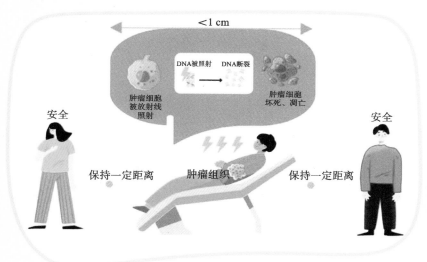

10. 放疗需要做多长时间

放疗是一个过程，放疗技术是一种手段。根据肿瘤性质和治疗目的，放疗可分为根治性放疗、术前放疗、术后放疗、姑息性放疗，不同治疗目的的放疗的完成时间各异。

根治性放疗：单独用放疗手段可控制甚至治愈肿瘤。部分肿瘤患者单独采用放疗即可治愈。另外，无法手术或不愿手术的患者也可单独给予根治性放疗。实施根治性放疗时放疗剂量一定要足够，否则会有复发的隐患。根治性放疗一般需要 6 ～ 7 周。

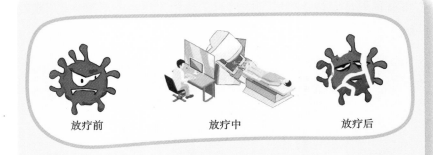

放疗前　　　　　　放疗中　　　　　　放疗后

术前放疗：肿瘤较大或肿瘤与周围脏器粘连而无法手术者，术前可先进行一定剂量的放疗，使肿瘤缩小，以利于手术。一般需要 3～4 周。放疗后休息 3～6 周再进行手术。放疗后休息是为了让正常组织能得到修复，同时使肿瘤进一步缩小以利于手术切除，在放疗后休息期间肿瘤细胞会逐渐死亡。

术后放疗：肿瘤生长在特殊部位，或肿瘤与周围脏器粘连而无法完全切除的患者，在手术后残留肿瘤会复发和转移，所以术后应行放疗，以消灭残存肿瘤细胞。放疗时间根据残存肿瘤多少而定。

姑息性放疗：因肿瘤生长引起患者痛苦，如骨转移疼痛，肿瘤堵塞或压迫气管引起呼吸困难，肿瘤压迫静脉引起血液回流障碍至水肿，脑内转移引起头痛，肿瘤侵犯并压迫脊髓引起瘫痪等，给予患者一定剂量的放疗，可缓解患者症状、减轻痛苦。放疗剂量根据肿瘤部位和治疗目的而异。

与手术切除癌肿后效果立竿见影不同，放疗的效果具有"延时性"。因为放疗是用高能放射线破坏肿瘤细胞的遗传物质，或者降低肿瘤细胞血供，使肿瘤细胞慢慢死亡的方法，所以，放疗后数天或数周肿瘤细胞才开始死亡，放疗结束后肿瘤细胞坏死仍将持续存在数周或数月。

以上的分类描述主要针对常规分割放疗。除常规分割放疗外，另一种放疗方式是大分割放疗，相较于常规分割放疗，大分割放疗单次照射的剂量大、时间长，整个疗程时间短。

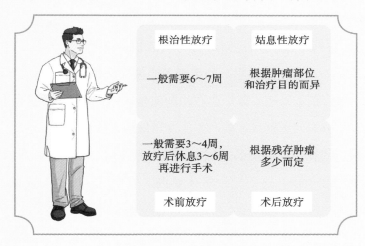

根治性放疗	姑息性放疗
一般需要6～7周	根据肿瘤部位和治疗目的而异
一般需要3～4周，放疗后休息3～6周再进行手术	根据残存肿瘤多少而定
术前放疗	术后放疗

11. 放疗次数越多越好吗？

放疗次数越多越好吗？很多接受放疗的肿瘤患者会有这个疑问。大多数患者认为，放疗次数越多，能更完全地杀灭肿瘤细胞。事实上真的如此吗？答案是否定的。

放疗是肿瘤治疗的常规手段之一。随着放疗设备的更新以及放疗技术的进步，放疗的精准度不断提高，并在临床上受到肿瘤患者及家属的广泛关注。不过，放疗在实际应用时，放疗次数和剂量有一定的个体差异，这往往会引起部分患者的疑问：为什么我的治疗次数与别人的不同，是不是放疗的次数和剂量越多越好？

放疗次数与患者的治疗目的有关。目前，临床上根治性放疗需要做 30 ~ 35 次；行术前以及术后辅助放疗的患者，一个疗程需要做 20 ~ 30 次；而癌症晚期患者由于病情较重、体质虚弱，往往是做姑息性放疗，放疗次数相对较少，为 10 ~ 15 次。这也在一定程度上表明，肿瘤患者的放疗次数并不是随意确定的。放疗剂量是随着放疗次数的增加而累积的。在治疗肿瘤时，只有足够的放射剂量才能产生生物学效应，致使肿瘤细胞死亡。但放射线在照射肿瘤的过程中，不可避免地会照射到病灶周围的脏器和组织，进而导致机体受损。另外，放疗的剂量越大，对机体的损伤就越严重，可能造成过度治疗。

放疗的次数并不是固定的，而是需要根据患者的病情和身体耐受情况来进行选择。放疗的常规治疗剂量是在长期的临床实践中确定的。某种治疗剂量可杀灭大部分肿瘤细胞，正常组织还可以耐受，并能够从放射性损伤中恢复过来，不至于造成大的损伤而影响功能，这样的剂量才是合理有效的。放疗不可避免会对身体带来创伤，引起一些不良反应。如果出现严重的不良反应，或者出现个体不能耐受的情况，就需要停止放疗。

总之，放疗次数并不是越多越好，需要根据病灶的特点和患者的身体情况来确定，具有个体差异性。

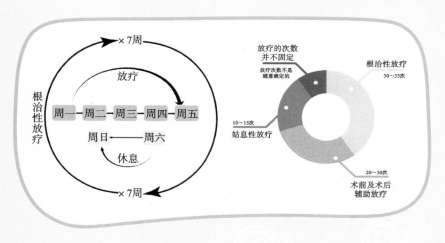

12. 放射科与放疗科的区别是什么？

放射科早期的工作是拍片。1895 年德国物理学家伦琴发现看不见的放射线能透过人体内部结构，因此放射科又称 X 光室。随着科技的进步，科学家不断创新，新的设备不断涌现，如 CT、核磁共振、DSA 设备等。放射科除了有 X 线检查外，还有 CT、核磁共振、钼靶等检查。近 10 年来，放射科在检查的基础上增加了介入治疗。介入治疗具有微创、疗效显著的特点，是具有诊断和治疗作用的临床综合治疗。放射科是医院重要的辅助检查科室，在现代医院建设中，放射科是一个集检查、诊断、治疗于一体的科室，临床上许多疾病需通过放射科检查来明确诊断。

放疗科是专门针对恶性肿瘤患者进行放疗的科室。对于恶性肿瘤患者，三大常规治疗手段仍然占据主要地位，即手术、放射治疗（简称放疗）、化学药物治疗（简称化疗）。多数恶性肿瘤患者需要进行放疗，且放疗在头颈部肿瘤、肺癌、食管癌、乳腺癌、宫颈癌、前列腺癌等实体瘤的治疗中具有重要作用，可配合手术和化疗等手段进行综合治疗。

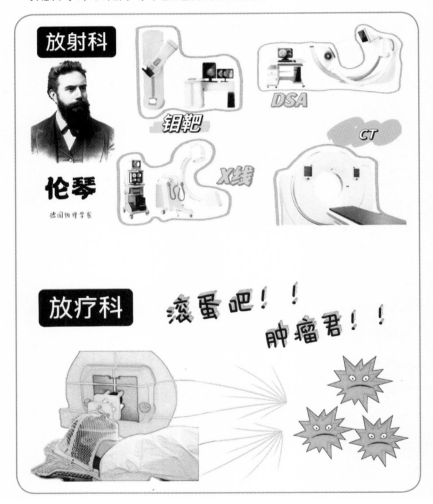

准备篇

放疗初体验

放疗定位知多少

13. 放疗前需要做哪些准备工作？

患者需做好心理准备，保持良好的心态，适度运动，注意休息，避免熬夜，保持规律的睡眠，注意营养均衡，多饮水，食用清淡、易消化的食物，避免食用辛辣刺激性的食物，增强体质。配合医生进行治疗，定期复查血常规，做好功能锻炼，同时要注意个人防护，注意穿宽松、柔软，或者便于脱卸的衣物，避免佩戴金属物品，如项链、手表等。保持体表定位线清晰，务必在定位线完全消失前及时找医生处理。家属可配合医生加强对患者的营养支持，尽量鼓励患者，帮助患者解决思想上的顾虑，增加患者战胜疾病的信心。

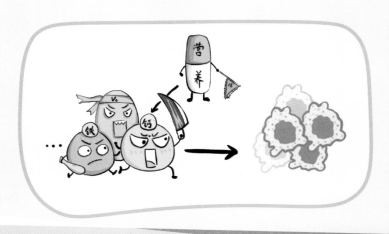

14. 模具戴着有些不舒服，我要告诉医生吗?

需要。模具是为了保证每次放疗的体位重复性，使每次治疗靶区接受的放射剂量均衡。模具过紧会影响患者舒适性，模具过松则无法保证体位重复性，如果模具佩戴不舒服，请一定要告知医生，及时调整。

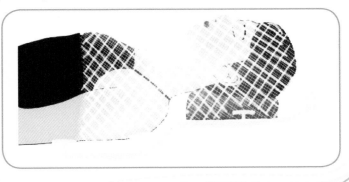

15. 放疗前为什么要做模具?

放疗是利用各种高能放射线产生的电离辐射对各种良恶性疾病进行治疗的一种方式。它如同射击，是将高能放射线当作"子弹"打到固定的肿瘤靶区上。这就要求患者在放疗过程中保持体位不动，且在放疗的不同阶段保持体位的一致性和重复性。因此放疗前就需要通过制作合适的模具来固定患者的体位，在治疗过程中限制患者身体活动，我们称之为体位固定。它就像裁缝量体裁衣，需要根据每位患者的体形量身定制属于自己的模具，在后面的定位、复位、治疗过程中，就通过模具固定患者，以保证每次照射时体位在同一个位置——精确度在毫米级别以上。这一方面可以保证患者体位在不同放疗阶段的重复性和一致性，另一方面也可以确保患者的安全，避免其因乱动而摔下床板。因此，我们认为体位固定是放疗的基石。

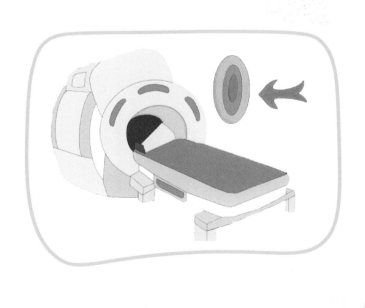

16. 体表标记线的保持与护理

（1）保持：

①用皮肤保护膜和（或）医用透明敷料贴在标记线上；

②使用专用防水记号笔进行描画；

③可在放疗前医生画线后进行文身打点标记。

（2）护理：

①洗澡时尽量避免使劲搓揉体表有标记线的部位；

②避免使用肥皂、沐浴露等洗浴用品对体表标记线进行搓揉；

③穿着宽松质软的纯棉或丝绸衣裤，以减少摩擦；

④每日查看标记线，如发现标记线模糊不清，需及时向放疗技师反映，特殊情况下可以在保持治疗体位下由亲属用专用记号笔重新描画清楚。

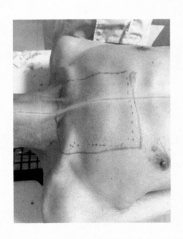

早期放疗，在体表画线来确定治疗区域

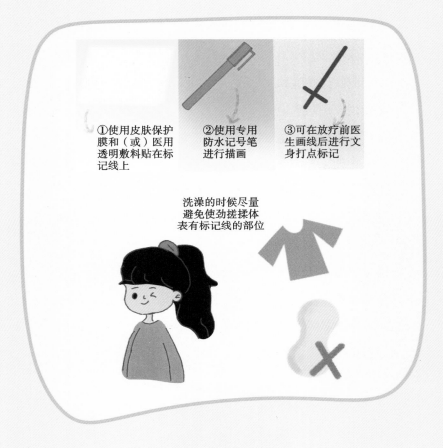

①使用皮肤保护膜和（或）医用透明敷料贴在标记线上

②使用专用防水记号笔进行描画

③可在放疗前医生画线后进行文身打点标记

洗澡的时候尽量避免使劲搓揉体表有标记线的部位

17. 模具及附属器件（如口含器）的存放要求和注意事项

在定位制模后患者会得到根据自己身形和治疗需求而定制的放疗模具和一些特殊的器件。一般包括以下几种：用于固定体表的热塑膜类，如头膜、头颈肩膜、体膜等；用于填充身体背部空隙的热塑型垫类；用于驼背、疼痛剧烈等不能完全平躺患者的真空垫；用于固定腿部等的硬泡沫；用于提高表浅组织剂量的组织补偿物，如硅胶、热塑板或橡皮泥等；用于固定口腔的口含器、瓶塞、充水气球等。

那么具体都有哪些注意事项呢？

（1）热塑膜类：放疗最为常用，一般带有网孔，呈白色或浅绿色，在 65 ～ 70 ℃的热水中加热 3 ～ 5 分钟变柔软，然后将其贴合在患者身体表面，根据身形进行塑造，常温下 10 ～ 20 分钟冷却，变硬成形。因此使用这类模具时最需要注意的是温度，高温会使其软化变形而失去使用价值，尤其是在天气炎热的夏季。曾有患者将其放入汽车后备箱而导致变形，因此需要将其存放在阴凉通风的区域，避免阳光长时间照射。

（2）热塑型垫类：外套一层柔软的布料，内部装满特制的小泡沫粒，经热风加热后软化，常温冷却后塑型。因此不能存放在温度过高和潮湿的区域，否则会变形和发霉。

（3）真空垫：顾名思义，是通过抽真空塑型的，因此使用和存放过程中要避免碰触到锐利物，并需要每隔一段时间抽真空，保持其内部的真空度。应单独存放于指定区域，通风防霉。

（4）硬泡沫：由医生保管，一般会存放在治疗室内。

（5）口腔器件：通常为定制的小器件，没有特殊的存放要求，常温存放即可，一般会让患者自行保管避免丢失，所以千万别弄丢了。

（6）补偿物类：补偿物通常会粘贴在模具（如热塑膜）上，与模具一同存放，因此粘贴有补偿物的模具在使用期间应轻拿轻放，避免补偿物滑落和移位。如果发现补偿物掉落应及时向医生反映，及时补救。

放疗的模具种类和附属器件繁多，每件都有自己的特殊属性，一般在模具制作完成时医生会告知存放地点和注意事项，只需听从医嘱在指定场所存放和使用即可，所以不用担心。

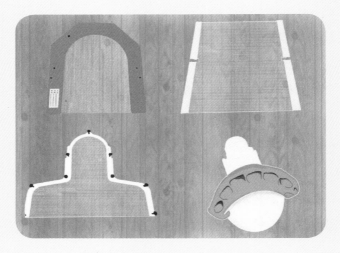

头膜、体膜、头颈肩膜、口含器

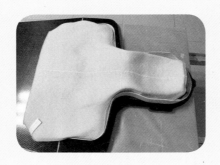

热塑型垫

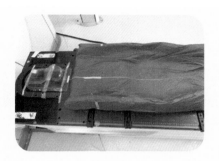

蓝色真空垫

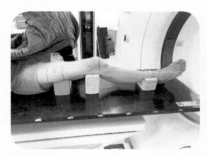

硬泡沫

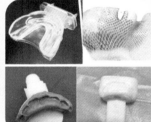

口腔器件

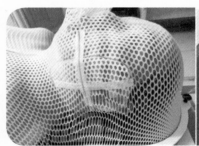

补偿物

18. 禁食、空腹、憋尿等该如何做？

为了保证每次放疗的准确度，我们要求在每次治疗前患者都要处于同样的状态，包括人体内容易发生位置变化或者形状变化的器官。

在对上腹部区域进行放疗时，为了使胃在每次治疗期间尽量处于相同状态，我们一般建议患者空腹或者与上一次进食至少间隔 4 小时。如果需要使小肠显影，则在定位前 1.5 小时饮用加适量造影剂的水 1000 ml。如需适当充盈胃，可以在进行定位 CT 检查前以及每次准备上机治疗前饮水 200 ml 左右。

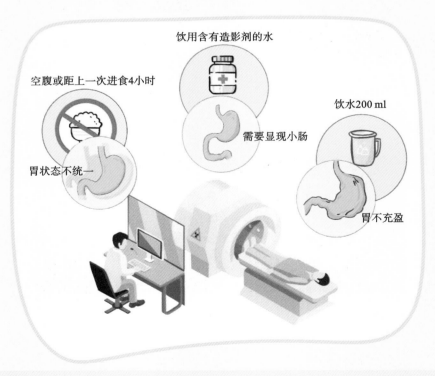

在进行全盆腔放疗、盆腔病灶放疗或者膀胱局部放疗时，需要充盈膀胱以减少全膀胱的照射剂量和小肠的照射剂量。在定位或治疗前 1 小时嘱患者先排尿排空膀胱，再饮水 1000 ml 后憋尿，在此期间不要再饮水或者进食，尽量减少出汗，在准备排空膀胱憋尿前需注意不要进太多流质食物，以免造成每次膀胱的充盈程度出现很大差别。

胃　治疗前空腹或饮水200 ml
小肠　治疗前1.5小时饮水1000 ml
盆腔　治疗前1小时排空膀胱，饮水1000 ml后憋尿

不同疾病、不同部位病灶的患者在放疗前是否需要空腹、是否需要憋尿的要求是不一样的，在定位前医生会进行详尽的说明，不要忽略这些细节，注重细节是患者得到良好治疗效果的重要保证。

19. 模具丢了怎么办？

放疗模具是根据患者自身体形定制的，不同人员间无法相互使用，而且通常存放在固定区域，因此模具被偷的概率几乎为零。当模具找不到时可扩大范围再找一找，有可能被

其他人员挪动了位置，或者因未看清标有姓名的标签而遗漏掉。大部分模具通常就在患者寻找的区域，只是因为过于慌张而遗漏。

哪些情况下会真正丢失模具？

（1）治疗结束两周后，工作人员会默认模具不再使用而统一销毁。

（2）模具未存放在指定区域，私自带至病房或带出医院，被保洁人员当作废弃物处理。

（3）模具制作好两个月仍未使用的，会默认放弃治疗而统一销毁。

（4）模具被其他人员挪动到很偏的位置，不能及时找到并实施治疗。

模具丢失后该怎么办？很遗憾，模具的丢失意味着放疗的精准性丧失和无法再确定治疗靶区，因此只能从放疗的起始环节重新开始，重新定位制模，使用新的模具重新进行 CT 模拟定位，医生再次勾画治疗靶区，制订新的治疗计划后才能再次治疗。因此模具丢失后应及时向医生反映，医生会以最快的速度重新安排后续治疗。放疗期间应将模具存放在指定区域，可做一定的标记，若有特殊情况，如治疗结束后仍要使用模具可告知治疗室医生特别保管，避免被误销。

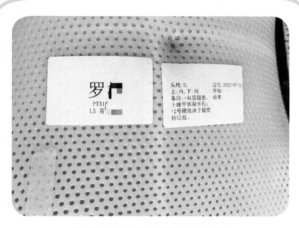

模具上贴有姓名等信息的标签

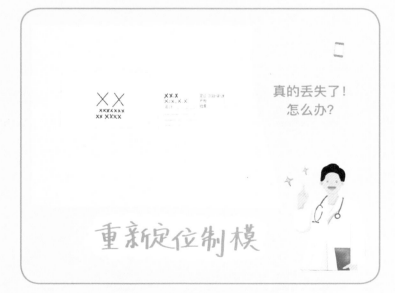

20. 标记线看不清了怎样处理？

放疗的原则之一是在有效杀灭肿瘤细胞的同时尽可能减少对正常组织和器官的损伤，要达到这一要求就必须保证每次放疗时体位精确无误。标记线就是用来保证体位的。在定位制模阶段，医生会根据病情和治疗体位的不同在患者体表描画带有颜色的标记线，这种标记线并非是随意描画的，而是有着对应的刻度和治疗指示性，要伴随患者整个放疗周期。

标记线一般使用医用皮肤墨水或医用定位记号笔在体表描画，不容易褪色，同时医生会告知患者放疗期间保护好标记线，如减少洗浴次数，或洗浴期间避免用沐浴露等擦拭标记线。但是由于出汗、衣物摩擦等，标记线一般会在数天或一周后变淡变浅，患者需要每天注意观察。

如果标记线的颜色变浅，应及时向医生反映，医生会根据实际情况决定是在原有痕迹的基础上再次添加，还是重新定位和复位。颜色越浅，需重新定位和复位的概率也就越大，当标记线完全消失，就只能在定位室根据之前做好的模具进行复位。复位时会根据实际情况决定是仅需在治疗室进行影像验证，验证体位跟之前是否一致，还是需重新进行 CT 模拟定位和重新制订放疗计划。

复位过程不仅烦琐而且耽误治疗，因此平时一定要注意标记线是否清晰。标记线一般是一条细直的线条，在描画时一般使用医用皮肤墨水或医用定位记号笔，并在定位制模时的体位姿势和原有痕迹的基础上进行，切记一定不能使用彩笔和描画过粗，否则会对治疗的精准性产生影响。

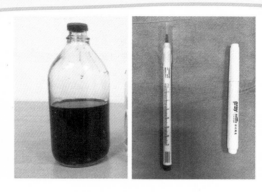

医用皮肤墨水和医用定位记号笔

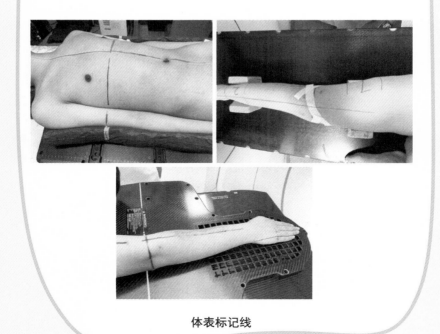

体表标记线

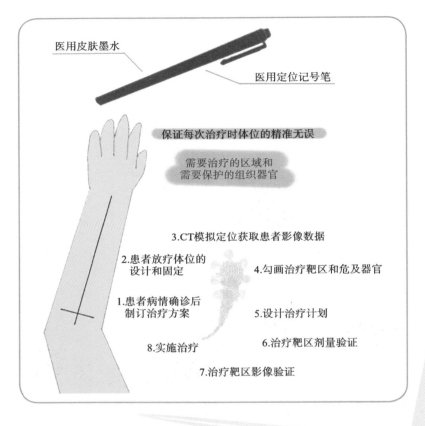

医用皮肤墨水

医用定位记号笔

保证每次治疗时体位的精准无误

需要治疗的区域和
需要保护的组织器官

3.CT模拟定位获取患者影像数据

2.患者放疗体位的
设计和固定

4.勾画治疗靶区和危及器官

1.患者病情确诊后
制订治疗方案

5.设计治疗计划

8.实施治疗

6.治疗靶区剂量验证

7.治疗靶区影像验证

21. 可以不脱光衣服制作模具吗?

制作模具又称体位固定,是放疗流程中极为重要的一个环节。模具是根据每位患者自身放疗的需求,按照其身体某个部位的轮廓制作而成的。制作模具的目的是将患者的身体固定在治疗床上的特定位置，以确保每次放疗时体位的一致性，从而实现对肿瘤的精确照射，并尽可能减小治疗过程中的误差。

每例患者都有自己专属的"个性化"模具，根据身体某个部位的轮廓进行"定制"。使用模具的目的和作用：在放疗时固定患者，使患者在每次治疗时可以保持相同的姿势和体位；限制患者移动，减少摆位误差，提高治疗精度；增加体表标记与体内靶区相对位置的一致性；提高治疗的体位重复性，使照射剂量的累积安全得到保障。

为确保每次都精准照射预定的肿瘤病灶部位，医生会根据照射部位的不同，采用不同的固定方法；放疗技师需要使用不同的辅助材料来对患者进行固定。总的原则是要求体位固定重复性好，患者的舒适度好。

目前常用的模具有以下几种。

（1）头枕。有 A、B、C、D、E、F 六种型号，常用的是 B、C 两种型号，配合热塑膜用于固定患者头部。

（2）固定底架。包括头颈肩架、体架、乳腺托架、直肠癌俯卧位专用腹盆架等。

（3）热塑膜。常用的热塑膜主要有 3 种：头膜、体膜、头颈肩膜。热塑膜采用医用低温热塑性材料，常温下呈坚硬片状，在 65 ～ 70℃的热水中 3 ～ 5 分钟会变得柔软，可以根据患者相应部位形状进行塑造。

（4）真空垫。真空垫是在不透气的帆布或尼龙材料里面填充小的泡沫颗粒，待患者摆好体位后，再用真空泵抽出里面的空气进行塑型，固定患者的体位。可用于人体头、颈、胸、腹等部位的固定。

制作模具时，患者应尽量保持放松自然的体位，更要牢记自己的治疗姿势和脱衣状态，因为每次治疗时都要重复这个体位，并且在这个体位上保持静止数分钟甚至十几分钟，如果制作模具时体位别扭或不自然，导致重复性较差，则会影响后续治疗的精确度。日常治疗时，治疗师会反复核对模具是否是当前患者的，避免错拿。患者应把治疗部位的衣物脱去，保持和制作模具时一样的脱衣状态。如果患者穿着衣服制作模具，衣物的厚度、材质、宽松度等都会对模具与患者身体的贴合度产生重大影响，从而妨碍模具在放疗过程中的辅助作用。此外，放疗前还需要在体表画标记线。因此，为了确保放疗的精确性和效果，需要患者脱掉治疗部位的衣服，以确保治疗的一致性和效果。

22. 其他人的模具我可以用吗?

不可以。模具是根据每位患者的肿瘤位置、大小以及患者体形为其定制的。不同患者的体形不同、肿瘤位置不同，制作模具时患者的体位也不同，故不能使用他人的模具。

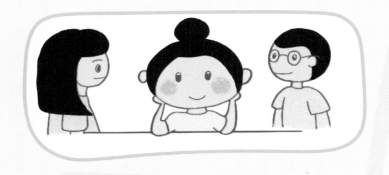

23. 半年前做过一次放疗，可以使用之前的模具继续做放疗吗？

不可以。半年时间内，患者的体形以及肿瘤位置、大小都可能发生一定的变化。为保证放疗的精准性，应重新制作模具供本次放疗使用。

24. 放疗过程中，模具太紧戴不上怎么办？

模具在制作完成后，可能会出现与患者体形有偏差的情况，若出现此问题，应联系制模技师根据具体情况对模具进行微调或重新制模。

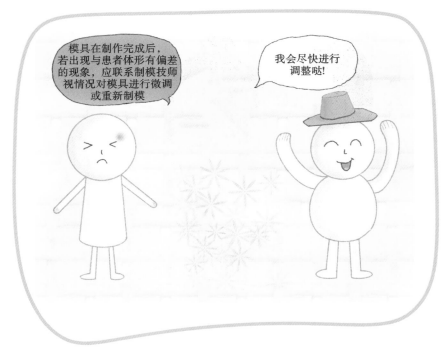

25. 我要做宫颈放疗，为什么医生给我把标记线画在腹部两侧？

"医生，我的肿瘤在宫颈上，为什么标记线要画在肚子两边？是不是弄错了？"我们的回答：请放心，完全没有问题。

要理解这个问题，首先让我们一起弄清楚标记线是用来做什么的。要使放疗精准实施，其中最重要的就是保证患者每次治疗时的体位准确。那么如何保证体位的准确性呢？可以通过制作个体化的放疗模具，限制治疗期间身体的移动，但是宫颈放疗患者的模具一般只能固定在身体的两侧，保证身体左右位置准确，因为身体偏左或偏右时模具都不能与患者的身体吻合，无法使用模具，这时医生可以及时纠正患者身体左右位置的误差。但是人的身体类似于圆柱形，而且腹部脂肪等软组织居多，身体弹性大，即使在模具内向上或向下挪动后模具也能使用，这时医生就不能很好地通过模具来判断患者身体上下方向的位置是否准确了，此时就需要额外的参考标志，就是在体表画标记线，画标记线时使标记线与患者背后底板的指定刻度相对应，即可保证患者身体上下方向位置的准确。因此，标记线其实是医生用来对患者进行治疗摆位用的，是为减少上下方向的摆位误差，降低医疗风险而设计的，并不是用来指出治疗部位的。

那么为什么标记线不直接画在宫颈部位呢？第一，标记线只是医生用来摆位的，并不需要画在宫颈部位，在宫颈附近即可；第二，大量临床实践证明，标记线画在肌肉相对紧实、体表平坦又接近病灶的位置，摆位效果最佳，而宫颈放疗患者标记线的理想描画位置即腹部区域；第三，不同体形的患者在制作模具时宫颈部位相对于底板刻度的位置是不一样的，如果都画在宫颈部位，那么每个人的标记线所对应刻度都不一致，增加了治疗时的摆位强度，易出现医疗风险，得不偿失。因此医生们会约定标记线的对应底板刻度数值为一固定数值，制作模具时会将人体上下挪动，以保证患者治疗体位的固定效果，这是第一要素，其次才考虑标记线的部位。所以宫颈放疗患者的标记线画在腹部两侧时不用担心，重要的是要保证整个放疗期间标记线清晰可见，可千万别在中途将标记线清洗掉。

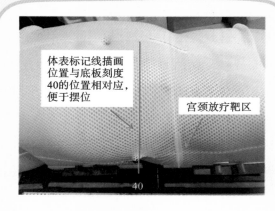

体表标记线描画位置与底板刻度40的位置相对应,便于摆位

宫颈放疗靶区

40

宫颈放疗靶区与体表标记线示意图

精准放疗,模拟先行

26. 为什么之前做过 CT 今天还要做 CT 模拟定位?

一般在做好放疗固定模具后,医生会要求患者戴着模具再去做 CT 模拟定位。患者会说,不是要放疗吗?怎么又要去做 CT 呢?而且我之前已经做过 CT 了呀!其实,此 CT 非彼 CT。

过去,放疗是通过直接在人体体表勾画照射范围来实施的,这种治疗方式无论是精准性还是效果都不理想。随着治疗技术的发展,现在的放疗方案主要依据患者的 CT 图像来设计和实施。

医生通过 CT 图像勾画出需要治疗的区域和需要保护的组织器官，同时会以 CT 图像为依据来设计治疗计划，包括放射线的照射角度、范围和照射时间等。那么在治疗时就会有一个问题，如果患者在做 CT 检查时的姿势与放疗时的姿势不一样，放射线就会照偏，不仅没有照射到肿瘤组织，还会损伤到正常的器官。所以在做好用于固定放疗体位的模具后，会要求患者戴着模具再做一个模拟治疗时体位姿势的 CT，即 CT 模拟，也称 CT 模拟定位。

　　CT 模拟定位是专门为放疗而设计的，与患者之前在放射科所做 CT 检查的区别如下。

　　（1）放射科的 CT（以下简称放射 CT）属于诊断 CT，主要用于鉴别诊断，其对影像质量要求很高，扫描范围相对较小，只涉及需要检查的部位。而 CT 模拟定位主要用于获取患者放疗时的体位影像，扫描模式与放射 CT 的有所不同，对体态姿势的要求更高，因为要顾及治疗区域周围的所有健康组织器官，扫描范围相对较大。

　　（2）CT 模拟定位需要扫描出患者治疗时的体位，因此不仅需要患者佩戴之前做好的模具，有时还要脱掉多余的衣物，摆出一定的姿势。

　　（3）因为要建立治疗时的体位坐标系，因此做 CT 模拟定位时一般要在体表或模具上粘贴细微的金属点，以金属点为治疗坐标原点，而放射 CT 则不需要。

　　（4）放射 CT 有诊断报告和胶片，CT 模拟定位没有报告和胶片，患者的 CT 影像会通过网络直接传输到放疗计划系统

（TPS）中。

（5）最直观的区别，CT 模拟定位机的孔径较放射 CT 的大，扫描床较放射 CT 的平整，有一套附带的激光系统。

因此，CT 模拟定位要获取的影像信息是患者今后做治疗时的体位姿势。

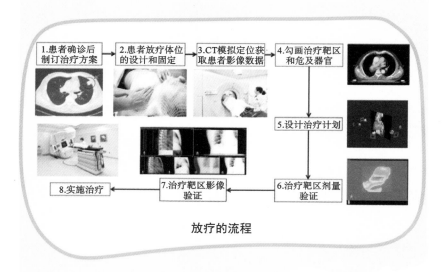

放疗的流程

27. 做完 CT 模拟定位后有报告吗？

大多数患者做完 CT 模拟定位后会问："医生，这次 CT 的报告什么时候取呀？"CT 模拟定位是没有报告的，为什么呢？这就不得不介绍一下 CT 模拟定位的用途。

CT 模拟定位模拟的是患者在治疗时的状态，在 CT 模拟定位时,医生会根据患者的病情及各种检查结果,确定定位"准星",即放疗时常说的"中心",并画线标注,确定中心就意味着患者已开始进行放疗模拟定位。在放疗流程中进行放疗定位时,医生会在患者身体上及模具上画线标记出具体位置,并贴上铅点,患者用各种放疗装置固定治疗体位,然后进行 CT 模拟扫描,并获得 CT 模拟影像。然而,放疗科的 CT 模拟定位不同于放射科的常规 CT 检查。放射科的常规 CT 检查以影像学诊断为主,对扫描体位要求较低,且需要出具诊断报告和胶片。而放疗科用到的 CT 模拟定位是为放疗做准备,用于确定肿瘤与周边组织结构的解剖关系,为医生提供勾画靶区的影像,所以无须出具诊断报告和胶片。CT 模拟定位除了会用到模具,需要治疗师精确摆位以外,它的扫描范围也比常规 CT 检查更大一些,层厚、层间距等参数也需要根据患者的病情和准备使用的放疗技术进行合理的设置;虽然并不出具报告,但是图像需要传输到放疗计划系统(TPS)里,用于靶区的勾画和放疗计划的设计。

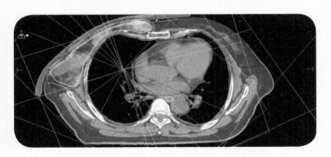

医生勾画治疗区域和保护区域后设计治疗计划

28. CT 模拟定位的注意事项

前面我们已经了解了什么是 CT 模拟定位，那么我们在做 CT 模拟定位时有什么需要注意的吗？在患者开始正式放疗前，会经过 CT 模拟定位和放疗计划制订两个阶段。这样做的最终目的是采集患者肿瘤组织和正常解剖结构等信息，以确定肿瘤范围和危及器官的位置，为制订放疗计划做准备。在这个过程中会使用与放疗时相同的体位固定板，与治疗用的加速器保持一致，且需佩戴体膜，从而实现治疗体位。因为 CT 模拟定位采集的图像将要作为后续治疗的依据，所以为了保证治疗的精确性，后续治疗时都需要重复 CT 模拟定位时的体位。

CT 模拟定位时，患者会接受放射线照射，身体表面会被标记。这些标记与患者的治疗部位相关，因而非常重要。CT 模拟定位通常需要半个小时左右。

（1）CT 模拟定位前的注意事项。依不同的治疗部位，CT 模拟定位有特定的准备工作。如需空腹或定位前饮水等。这些内容医护人员会提前告知患者，遵医嘱准备即可。定位当天请不要安排其他检查，如 PET-CT、MRI 增强扫描、ECT 等。患者应穿上舒适的衣服，尽量不要佩戴各类首饰。因为定位时间较长，如患者感觉身体疼痛应提前和医生沟通。定位过程中如果感到焦虑，可以和医生沟通，但不要随意移动身体。

（2）CT 模拟定位过程中的注意事项。因 CT 模拟定位室内温度较低,请患者配合医护人员尽快完成 CT 模拟定位。定位时,患者会觉得床在移动,不必紧张,保持固定的姿势即可。定位过程中如有任何不适,请一定告诉医护人员,他们可能终止这个定位过程。医护人员在定位过程中会及时向患者解释各项步骤,除非患者存在不适,否则请不要说话,因为这样有可能改变已确定的体位。

根据治疗部位不同,患者可能采取不同的体位。为了帮助患者固定体位,医护人员会给患者做一个体膜,制作过程一般为 10 分钟,体膜会在 CT 模拟定位和每次治疗中用到。CT 模拟定位时会用到 CT 模拟定位机,这些机器会发出放射线。这种放射线并不用于探查肿瘤,而是医生用来绘制治疗方案的。患者会听到机器运转的声音,有时这个声音会非常大,请不要担心,医护人员可以听到您说话的声音。

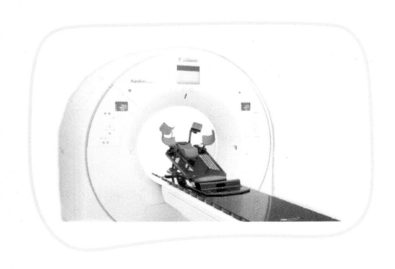

（3）CT模拟定位后的注意事项。CT模拟定位时医护人员会在患者身上画一些标记线，以此来准确标记患者在治疗坐标系中的位置。以后每次治疗都要用到，所以在日常护理时患者要时刻关注这些标记线，若颜色变淡，需及时联系参与定位的医护人员，让医护人员帮助描画。若不慎洗掉则需重新定位。

29. 四维CT是什么？

不少人应该有过这样的经历：给在跑动的小朋友拍照时，很容易拍出模糊的照片，为了得到一张清晰的照片也是想尽了方法，其中最容易的就是让小朋友站住不动。

患者在进行CT检查时也会遇到类似的问题，如胸腹部组织器官会随着呼吸一起运动，如果直接扫描会产生伪影而影响图像质量。最简单的解决方法就是让患者憋住气并保持一小段时间不动，这种方法在CT影像仅用于诊断时是可取的。当CT影像用于放疗时，因为放疗的整个流程对精度的要求都比较高，那么这种憋气的方法就会存在一些问题，例如，在吸气末憋气或者在呼气末憋气，吸气时吸入的空气量不同，呼气的程度不同，呼吸时相不同，等等，这时扫描出的影像中肿瘤的位置、大小、形状就有可能不同。常规放疗时，医生可以利用一些技术解决这些问题，但是一些对精度要求极高的放疗就可能需要更好的解决方案，四维CT很好地解决了这些问题。

我们将随呼吸一起运动的肿瘤比作一个在 A、B 两点之间来回跑动的小朋友，A 点为吸气末位置，B 点为呼气末位置，常规 CT 在患者自由呼吸不憋气的情况下，扫描的肿瘤位置如下图，几种情况都有可能出现。

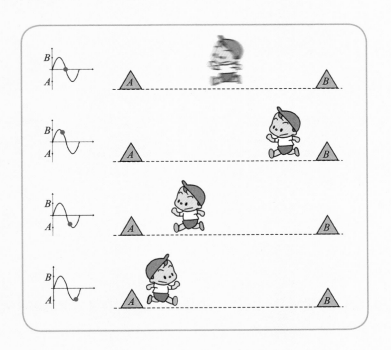

此时肿瘤运动的轨迹反映在坐标轴上（左图）是在 A、B 两点之间运动，行常规 CT 检查时如果不憋气扫描，所显示的肿瘤的位置就比较随机，得到的是其中一种情况下的影像。四维 CT 不同的是增加了一个时间轴（右图），在正常呼吸节奏（注意此时自然呼吸就好）下，一次呼气末到下一次呼气末为一个周期，四维 CT 可以记录患者时间轴上呼吸周期与扫描出的影

像的关系，然后通过软件分析，可以精准计算出患者不同呼吸过程的影像，得到的是多系列的影像，这些影像对放疗有很大的帮助。

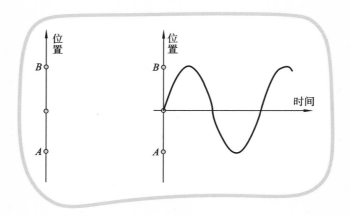

（1）四维 CT 与常规 CT 硬件上的区别。四维 CT 比常规 CT 多了一些组件，包括放在患者胸腹部的反光探测点组件、扫描床头的探测器组件等。反光探测点组件放在患者胸腹部，可随着患者呼吸运动而起伏，探测器组件监测反光探测点组件的运动，间接反映患者的呼吸情况。

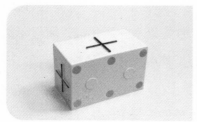

反光探测点

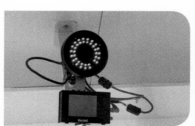

探测器

（2）四维CT的几个优势。

①很好地解决了因呼吸运动而产生的伪影问题。

②获得器官和肿瘤的运动轨迹，医生勾画治疗范围时可以参考。

③提高了CT模拟定位的精度。

④为射波刀、呼吸门控等有呼吸运动管理的放疗模式提供参考影像。

常规CT的影像是三维立体的，四维CT的影像则是在三维影像的基础上加上时间记录，其主要目的是获得更精准的影像，减少呼吸运动对治疗的影响，使放疗的效果更好。

30. 呼吸训练及扫描时的呼吸管理该如何做？

精确放疗的基本要求是实现靶区高剂量的同时尽量减少周围正常组织的受照剂量，提高治疗增益比。肺部肿瘤会随呼吸而偏移，平静呼吸时临床靶区（CTV）侧方和前后方向的平均位移为2.4 mm，上下方向的平均位移为3.9 mm（0～12 mm）。在自由呼吸情况下直接进行放疗，将导致正常肺组织受照剂量过多而肿瘤区域受照剂量过少，影响最终疗效。

主动呼吸控制（active breathing control，ABC）技术一般要求在吸气状态的某个时相屏气，故肺体积因吸气膨胀而增大，应用ABC技术可以使肿瘤的计划靶区体积缩小，肺体积增大，使正常组织的受照剂量减少；如果患者肺功能允许，在肺癌放疗中应用 ABC 技术有明显的几何学和剂量学优势，尤其适用于病灶位于中下肺叶的患者。ABC 技术通过 ABC 设备在呼吸周期的特定时相强制患者屏气、控制呼吸，并在屏气状态（即基本静止状态）下实施 CT 检查、计划设计及放疗，显著缩小靶区，减少了正常肺组织的受照体积和受照剂量。一般采用吸气期后屏气，患者易耐受，且能使双肺体积增大，降低正常肺组织密度，有利于在放疗过程中保护正常肺组织。

呼吸门控技术是在自由呼吸状态下，通过监测患者的呼吸运动规律，控制加速器在肺内肿瘤随呼吸运动进入照射靶区内时同步出来的射线束的技术。其优点是患者不必控制呼吸，耐受性良好，但需要复杂的门控设备，治疗时间较长，并且要保证门控信号和肿瘤位置之间有可重复的定量关系，而患者呼吸很难绝对均匀、规律，因此也无法完全保证出束时段与肿瘤进入照射野内的时段同步，使得实际放疗过程中的质控和质保难以实现。

实时影像跟踪技术是在患者的肿瘤内部或肿瘤附近植入金属粒子，通过跟踪设备监测呼吸周期中肿瘤位置的变化进行追踪放疗的技术。其优点是治疗过程中直接监测肿瘤的运动，靶区定位准确，进而使正常组织受照剂量显著减少，尤其适用于立体定向放疗患者，但属有创操作，而且需要特殊的设备及复杂的技术，治疗时间长、价格昂贵。

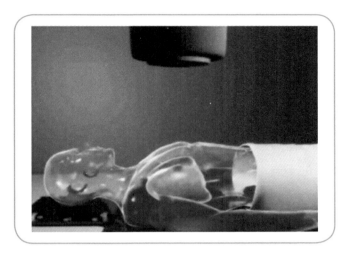

31. 一些特殊定位方式在扫描前的要求（口含器、补偿物）

部分头颈部肿瘤患者在放疗时有时会使用到口含器，目的在于预防放疗不良反应和提高治疗精度。口含器的种类较多，软木塞、压舌板、小瓶塞、充水气球、口腔科定制口含器和热塑膜自制口含器等都可以应用于放疗中。在 CT 模拟定位和治疗前患者需要将口含器提前戴好，佩戴时一定要重复首次制作时的位置，注意牙齿咬合部位，例如小瓶塞一般咬在瓶颈处。定制的口含器需注意正反方向，牙齿需与口含器上的牙痕相吻合，如果感觉方向不对一定要及时纠正，切不可不以为然。充水气球内的注水量会有明确的数值，在制作时医生会以毫升为单位逐步调节，以达到治疗要求，制作好后会告知患者注水量是多少，以免丢失后无法补救。

使用口含器时最重要的是舌头与口含器之间的相对位置。根据病情的不同，医生会要求患者舌头偏向一侧，或者舌头伸直后放在口含器下方，因此在每次使用前一定要按医嘱放置，避免引起放疗不良反应。

放射线具有"建成效应"，也就是放射线需要经过一定深度的人体组织才能达到最大剂量，产生杀灭肿瘤的效果。当需要治疗的组织在人体表浅部位时就需要使用到额外的与人体组织相似的物质来模拟多出的组织，使放射线的最大剂量累积在人体表浅部位。可用于模拟人体组织的补偿物有质地柔软、有弹性的硅胶、可塑性较强的热塑板、橡皮泥和凡士林等。面积较小的补偿物通常会粘贴在热塑膜上，使用时要轻拿轻放，避免补偿物掉落。对于面积较大的补偿物，一般会在患者体表描画出补偿物的贴合范围，因此当身体上有描画的标记线时千万别洗掉，要保留到整个放疗疗程结束为止。

无论是口含器还是补偿物，在 CT 模拟定位和放疗时都要用到，并非一次性的物品，所以一定要保存好，避免丢失，听从医嘱，按首次制作和使用时的方式进行使用。

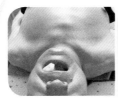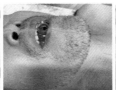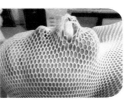

口含器的使用

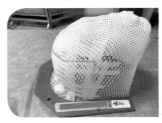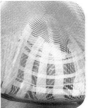

粘贴在模具上的补偿物

32. 做完 CT 模拟定位后为什么不能马上放疗？需要多久才能开始放疗？

"医生，CT 做完了明天是不是就可以开始放疗了？"这大概是很多患者做完 CT 模拟定位后想要问的问题，但一般会得到"等候通知"这样的答案，那么为什么 CT 模拟定位做完了还不能马上进行放疗？是不是医生在偷懒，故意拖延时间？到

底什么时候才开始放疗？要回答这些问题就需要回归到放疗的
流程。

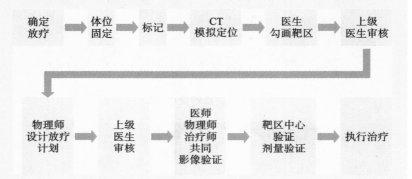

　　放疗的流程大致依次包括制作模具，CT 模拟定位，靶区
勾画，计划设计，计划验证和最终的实施治疗。在治疗实施时
需要放疗机器执行放疗计划，放疗计划可以执行的前提是计划
通过验证，验证的内容包括放射线照射的角度、照射的时长、
照射的剂量等，确保所执行的计划准确无误。放疗计划的设计
是由放疗技师在相应的医疗软件上通过反复斟酌和优化后完成
的，而计划设计的前提是医生在 CT 影像上根据患者的病情勾
画好需要治疗的组织区域和需要保护的组织器官，也就是"靶
区勾画"。靶区勾画和计划设计又都需要在 CT 影像上进行，
因此需要患者先行 CT 模拟定位，得到治疗体位姿势下的 CT
影像信息。

　　可以看到，放疗从准备到执行有很多环节，每个环节都是
在上一个环节的基础上来操作的，都需要相应的专业人员完成

相应的工作后才能进入下一环节。因此，当患者做完 CT 模拟定位时，还需要医生进行靶区勾画等准备工作，并不能马上放疗，只有当前期的所有准备工作都做完后才能真正开始治疗。不同患者的病情不同，等待时间也不同，一般需等待一周左右。但随着放疗技术和计算机技术的发展，治疗设备在不断地迭代更新，治疗时长已经从过去的数十分钟缩短到了几分钟，在人工智能应用后也实现了靶区的自动勾画，治疗技术在不断地升级优化，相信用不了多久就能在做完 CT 模拟定位后马上放疗。

33. 为什么做了 CT 模拟定位还要做磁共振模拟？

部分患者在完成 CT 模拟定位后，还需要进行磁共振模拟，这是因为 CT 成像只对具有不同的电子密度或 X 线吸收特征的组织结构具有较好的分辨率，如果没有明显的脂肪或空气界面，则对包括肿瘤组织在内的具有相似电子密度的不同软组织结构区分度较差。而磁共振模拟成像最大的优点就是对具有相似电子密度的软组织有较强的显示能力并且能区分其特征，能提供更加精准的组织和方位信息，同时有效抑制较厚骨组织所产生的伪影，满足放疗医生对肿瘤边界及危及器官范围的精准勾画

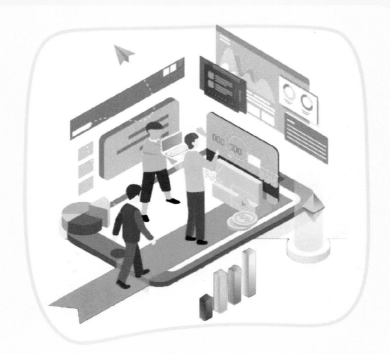

和识别的要求，还可以通过 CT 模拟定位和磁共振模拟的融合图像提高剂量计算的精度，从而提高放疗的精准度。另外，由于勾画肿瘤靶区更加精准，可避免危及器官和邻近正常组织受到过多的辐射，最终提高肿瘤局部控制率。

实战篇
放疗中的那些事

34. 图像引导是什么？对我的治疗有帮助吗？

在放疗过程中，医生或者治疗师经常会提醒患者要做"位置验证"。这个"位置验证"其实就是图像引导。为什么要做图像引导呢？这是因为人体的器官（如肺、肝脏、肠道等）都是在不停运动的，位置可能会发生变化，这些变化会影响到放疗的精准度。另外，在治疗过程中，放射线照射后的肿瘤和周围正常组织也会发生改变，使最初设计的放疗计划不完全适用于改变后的情况。那么就需要一种技术来保证在放疗过程中放疗计划的照射剂量准确无误地照射到肿瘤靶区，这种技术就是图像引导技术。

图像引导的全称为图像引导放疗（IGRT），是在患者治疗前、治疗中或治疗后利用各种影像设备获取患者相关的影像资料，对肿瘤、正常组织器官或患者体表轮廓等进行监控和定位，并能根据其变化对治疗位置、治疗条件进行调整，以达到靶区精确放疗和减少正常组织受照剂量的放疗技术的总称。它能够在放疗过程中获取患者的影像并与参考影像进行配准，根据配准结果对误差进行修正，使治疗实施时靶区位置与计划时位置一致，实现患者定位与治疗时摆位的精确重复，也就是使误差结果在可接受范围后再进行放疗，最终达到控制肿瘤和保护周围重要器官的最佳疗效。

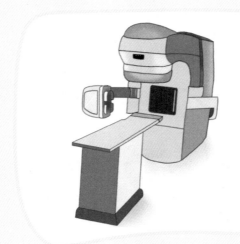

35. 放疗前为什么要进行位置验证?

放疗计划的位置验证是指患者躺在治疗床上治疗时,验证其位置与放疗计划设计的位置是否一致。此外还可以观察治疗期间肿瘤形状和大小的变化,如果放疗一定次数之后肿瘤缩小得很明显,就需要适当调整计划。

在治疗过程中定期进行位置验证,有助于及时发现由体重变化、体位变化、肿瘤大小变化等造成的放疗靶区偏移。对于位置验证的次数(频次),不同患者的情况也不一样,有的需要每次都进行位置验证（如 SRT），有的是每周验证一次等。

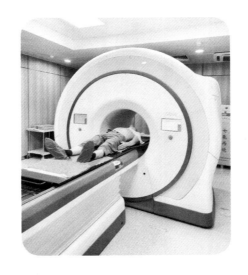

36. 治疗中不舒服，该怎么办？

大部分接受放疗的患者会出现不良反应，多数较轻微，通过适当的处理及在放疗结束后，这些不良反应通常可以得到控制和缓解。不过，患者务必与医生讨论任何不适感，这有助于早期发现并干预一些潜在、严重的不良反应，同时医生会给出相应的建议和处理以减轻症状。这里简单介绍一下放疗后可能出现的一些不良反应。

在放疗数次以后，患者可能会出现放疗照射区域皮肤发红，类似于太阳晒伤，会感觉皮肤有些干燥，甚至瘙痒，一些患者会出现脱皮等。如果发生皮肤脱皮伴有渗液，就需要暂停放疗进行处理。接受胃或者腹部放疗的患者可能会出现厌食、恶心、腹泻等消化道症状。放疗期间，一些患者会出现味觉和嗅觉的改变，在放疗结束后，患者的味觉和嗅觉基本可以恢复。接受放疗的头颈部肿瘤患者可能会出现口干、口咽疼痛、黏膜溃疡等，多饮水或果汁及保持口腔清洁通常有助于改善症状。

放疗的另外一个常见的不良反应是疲乏，肿瘤本身会造成患者疲乏，放疗可能会加重这一症状（患者出现嗜睡）。患者疲乏可能在放疗结束后持续存在数月。患者应做好心理准备，同时一些简单的生活方式的改变可能会帮助患者恢复，如充分休息，多喝水，适度活动等。

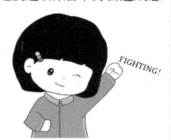

37. 每天的放疗都是一样的吗？

分次放疗有利于正常组织的损伤修复，有利于增加肿瘤对放射线的敏感性，提高肿瘤放疗的效果。常见的放疗时间安排是周一到周五，每天一次，在放疗计划不变的情况下，每天的放疗是一样的。

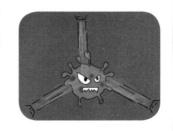

38. 设备前天坏了，停了两天会影响治疗效果吗？

目前常规放疗的分次方案为每天 1 次，每次 1.8 ~ 2.0 Gy，每周 5 次，总剂量由受照射肿瘤的病理形态、部位及靶体积内重要正常组织的耐受性决定（通常为 60 ~ 70 Gy）。这是对近百年来放疗经验的总结而得出的，适用于大多数的肿瘤患者。分次放疗的主要目的是保护照射野内的正常组织。

临床放疗中容易碰到机器故障、患者因医学原因不得不中断治疗等情况，患者会停止放疗两天甚至更长的时间，导致总治疗时间延长，而总的治疗时间延长会降低肿瘤的局部控制率。那么该如何获得临床较满意的校正结果呢？常规放疗的时间延长，肿瘤的局部控制率明显下降，每增加 1 天，局部控制率下降 1% ~ 2%，需要平均每天增加 0.6 Gy，才能克服肿瘤细胞快速增殖的问题。如果总治疗时间延长，就要提高分次剂量，随着总治疗时间的延长，等效剂量也要相应增加。但需注意的是，正常组织细胞增殖的速度与肿瘤细胞不一致，具体校正方式应与主管医生沟通。

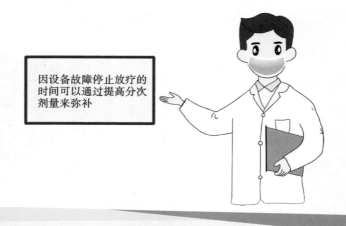

因设备故障停止放疗的时间可以通过提高分次剂量来弥补

39. 放疗了几次怎么没有任何反应？

常会有患者问："我已经做了几次放疗，怎么没有任何感觉，是不是没有效果？"今天我们就来聊聊放疗过程中的奥妙。

放疗是肿瘤综合治疗的一种重要手段，与手术、化疗合称为肿瘤治疗的"三驾马车"。放疗是利用高科技的放疗设备产生的高能量放射线来治疗肿瘤的，在一次又一次地杀伤肿瘤细胞之后，肿瘤逐渐地变小，可以理解为放疗是一种局部治疗手段，因此放疗的不良反应主要发生在治疗部位，全身反应较少出现。简单地说，就是照射哪里，哪里有反应。

一般来说,放疗的不良反应分为急性（早期）反应、慢性（晚期）反应。急性（早期）反应是指出现在放疗过程中以及放疗后3个月之内的不良反应,与具体的受照射部位有关,如头痛、咳嗽、咽痛、腹痛、腹泻、食欲不振等，适当处理后，大多不良反应能较快减轻或消失，不影响放疗的正常进行。慢性（晚期）反应是指放疗后3个月以上出现的不良反应，大多表现为各受照射部位的纤维化、器官体积减小或功能下降,恢复较慢或无法恢复。

放疗的效果取决于放射敏感性，不同组织器官以及各种肿瘤组织在受到照射后出现变化的反应程度各不相同。不同个体、不同来源的肿瘤的放射敏感性不同，受多种因素影响，如肿瘤的来源、肿瘤细胞的分化程度、肿瘤的生长方式、病程的早晚、肿瘤周围的血液循环,以及个体的健康状况和年龄等。淋巴组织、骨髓、睾丸、卵巢、小肠上皮等对放射线敏感,容易受到损害;其次是皮肤、角膜、口鼻腔、晶状体、胃和膀胱上皮等;最不敏感的组织是肌肉、骨和神经组织。因此,放疗初期没有出现任何反应也是正常的。

不同个体对放疗的耐受性和反应也是不同的,有些人接触放射线之后,马上就出现一些不良反应,而有些患者没有任何反应,这就是每个人对放射线的个体差异;另外一个原因是心理因素,有些人出于心理上的恐惧,从一开始接受治疗时,就会出现由心理因素所导致的躯体症状。利用现代先进技术对肿瘤进行精准定位,可尽量减少对正常组织的损伤,使得绝大多

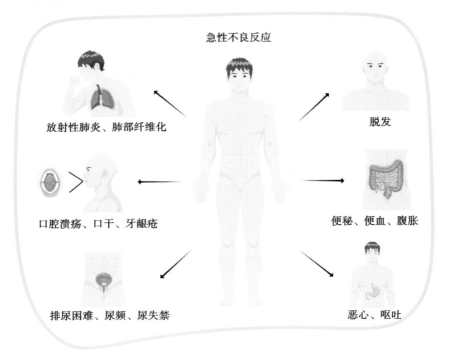

急性不良反应

放射性肺炎、肺部纤维化

脱发

口腔溃疡、口干、牙龈疮

便秘、便血、腹胀

排尿困难、尿频、尿失禁

恶心、呕吐

数的治疗很安全，只有少数患者会出现严重的不良反应，大多数患者是可耐受的。

此外，放疗的不良反应与治疗效果没有密切相关性。在一定的照射剂量下，组织受照射面积越大，损伤越大；面积越小，损伤越小。在一定的照射面积下，照射速度（单次照射剂量）越大，损伤也越大。接受放疗的肿瘤患者要积极定期复查，以评估治疗效果。

40. 放疗期间，中断几天会不会对治疗有影响?

近年来，随着放疗技术以及设备的不断更新，放疗已成为肿瘤的常规疗法之一。不过，放疗在利用放射线抑杀肿瘤细胞的同时，也会对机体造成不同程度的影响，为达到治疗的预期效果，整个放疗过程往往需要分多次进行。与此同时，肿瘤放疗过程中是否可以中断几天的问题也引起广泛关注，但不同患者的情况存在一定的差异，并不能一概而论。

放疗主要是利用各种放射线来照射肿瘤细胞的。连续放疗是为了能累积足够的照射剂量来杀灭肿瘤细胞，而对每一种肿瘤的放疗，都需要一定的累积剂量才能产生最大的杀灭效应。打个比方,通常烧一壶开水需要 10 分钟,当已经烧水到 9 分钟时,突然把火关了，此时水肯定是不会开的，而要让水开仅仅只需要坚持最后 1 分钟。所以，照射剂量不够就中断治疗甚至放弃，只会前功尽弃。

有大量研究报道，在头颈部肿瘤、肺癌、乳腺癌、宫颈癌、膀胱癌、皮肤癌等多种肿瘤的临床治疗中，随着总疗程的延长，肿瘤的局部控制率会明显下降，进而影响生存率。这主要与肿瘤细胞在间歇期的加速再群体化有关。有研究表明，疗程每延长一周，肿瘤的局部控制率会下降 14% 左右，每延长两周，肿瘤的局部控制率会下降 26% 左右。因此，除非医生建议，放疗期间最好不要随意中断，即使被迫中断，中断的时间也不要超过一周。

那么，肿瘤放疗的时间安排为什么是周一到周五连续治疗五次，周六、周日休息？这是放疗临床实践中摸索出的体外放疗时间表。这样的安排有几个好处。第一，肿瘤组织接受连续 5 次的放疗后，能够累积足够的具有杀伤作用的照射剂量。第二，休息两天，正常组织的损伤得以修复，正常组织的修复能力和恢复速度比肿瘤组织要强和快。第三，在休息的两天内，治疗机器能得到很好的检修，从而保证良好的性能。

现实中还会有一些不可避免的因素导致放疗中断，如加速器出现故障，赶上国庆、春节等长假，或者是疫情等，放疗中断了几天会不会对治疗有影响？这些特殊情况导致的中断，一般不超过 5 天，同时医生也会采取相应的补救措施，不会对治疗效果造成严重影响，所以不必特别在意或紧张。如果中断时间超过 5 天，应积极采取措施予以适当补偿。

肿瘤放疗过程中是否可以中断几天的问题，实际上很难给予确切的回答，这是因为需要对患者的整体状况进行评估。为减少这种情况的出现，应尽早对机体进行全面的评估和调整。

首先，患者和家属应提高对肿瘤放疗的认知水平，懂得疗程连续的重要性及必要性。家属应该全力支持患者治疗，为患者创造一个良好的环境，不应该让家庭或社会琐事使患者中断放疗。患者也应该加强自身接受放疗的意愿与毅力，积极配合医生，坚定治疗信心。

其次，应加强对患者的营养支持。很多肿瘤患者存在营养风险，研究表明良好的营养支持可以显著降低放疗中断率，提高放疗完成率，因此，为了更好地完成放疗，患者应保持良好的营养状态。

再次，放疗难免会造成一些不良反应，如口腔黏膜炎、咽炎、进食困难、消瘦乏力、发热、肺部感染等。当患者出现不良反应，应及时找医生处理，医生会在积极处理这些不良反应的同时协助患者按计划完成放疗，以保证疗效。当出现严重的不良反应，经医生评估后确定不宜继续放疗的，应暂停放疗进行对症处理，待症状减轻后再继续治疗。而肿瘤放疗过程中，及早地进行医疗护理干预，可以预防和减轻相关不良反应。放疗不良反应和疗效就像天平的两边，需要医生与患者共同努力以维持平衡。

综上所述，肿瘤患者不应随意中断放疗。若因突发状况导致短期中断（3～5天），事后又及时补救，则其对治疗的影响可以忽略不计。同时，患者应尽量按照医生的安排，积极配合放疗，重视对放疗不良反应的预防。

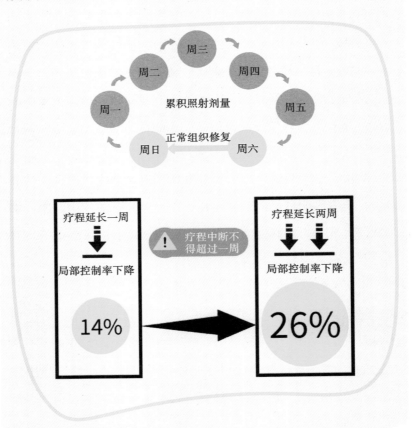

41. 放疗中出现了不良反应，我能暂停或减少放疗次数吗?

暂停或减少放疗次数必须经主管医生及放疗技师根据患者情况进行综合评估后确定。临床研究证实，放疗时产生的不良反应如果有所预防或者及时进行干预，通常情况下会得到非常好的缓解，大多数不良反应会在疗程结束后逐渐消失。如果反应特别严重，应及时告知医生，医生会进行对症处理。从放射生物学角度而言，如果肿瘤患者正在接受放疗，敏感细胞死亡后，肿瘤在放射线的照射下逐渐缩小，此时一旦停止放疗，肿瘤可能会继续增长，在后续治疗过程中，肿瘤可能会对放射线不敏感，终止时间太长者通常需要加量，因此如没有特殊原因，放疗期间不建议随便更改（治疗计划）或者中断治疗。

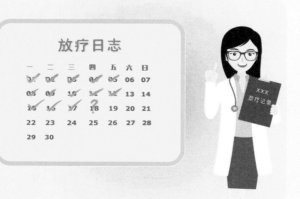

42. 放疗时咳嗽会影响放疗效果吗？

放疗时咳嗽是否会有影响需根据咳嗽的程度来判断。如果是偶尔、轻微的咳嗽，一般是正常的生理性反应，不会对放疗效果造成影响；如果是持续性剧烈的咳嗽，可能会导致定位线发生变化，照射区域发生偏移，导致放疗部位不精准，从而影响放疗效果。放疗期间如果出现持续剧烈的咳嗽，需及时告知医生。若进行胸部 CT 检查后未显示肺部炎症，则遵医嘱采取止咳药物进行治疗后可继续放疗；若出现严重的肺间质性改变，说明咳嗽与此相关，就需要根据病情停止放疗。此外，如果咳出明显的黄痰或脓痰，一般是出现了合并感染，可进行痰培养检查，针对感染给予相应的抗感染治疗。

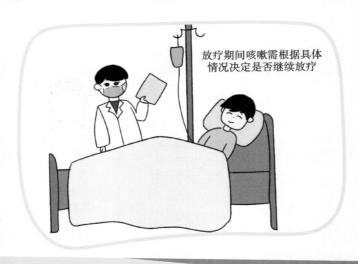

放疗期间咳嗽需根据具体情况决定是否继续放疗

43. 放疗期间长胖／瘦了 5 kg 会影响放疗吗？

正在放疗的患者，若体重变化超过 5 kg，则会因为体膜的不合适，导致放疗靶区偏移，从而带来摆位误差，使治疗靶区的受照剂量减少，相邻正常组织的受照剂量增加，影响放疗效果，增加放疗并发症的发生率。

肿瘤本身是消耗性疾病，再加上疾病本身或治疗引起的胃肠道不适、食欲不振、吞咽困难、疼痛等，导致大多数肿瘤患者在放疗期间可能会出现体重大幅度下降，而体重过度增加不容易发生，不太会困扰到患者。如何在放疗期间做好营养支持尤为重要。临床上给予营养支持主要通过肠内营养和肠外营养两种方式。当患者肠道有功能时首选肠内营养，包括经口进食、鼻饲、胃造瘘、空肠造瘘等。若肠内营养无法满足患者需求，再采取静脉输注营养物质的方式。放疗期间建议患者多进食含优质蛋白质的食物，以及维生素、微量元素含量丰富的食物，如鱼、虾、鸡肉、鸭肉、牛奶、鸡蛋等。患者应少食多餐，多吃铁、锌含量高的食物，如瘦肉、动物内脏、海产品、干果等，摄入的油脂类可选择亚麻籽油、橄榄油和鱼油等。若日常食物不能满足机体需求，可以选择特殊营养素进行补充，如谷氨酰胺、精氨酸等。

若体重增加超过 5 kg，可能需要告知医生和放疗技师，必要时需要重新进行放疗定位及靶区勾画。在放疗期间，要防止体重过度增长，需注意控制热量摄入及增加热量消耗。首先，个人需注意调整饮食，减少食用动物肥肉、内脏、膨化零食、蛋糕等食物，同时可适当食用荞麦、燕麦、玉米等粗粮，以及芹菜、韭菜、荠菜、山药、香蕉、菠萝等富含纤维素的蔬菜水果，日常还可实行少食多餐制，尽量避免睡前大量进食。其次，个人需注意避免饭后久坐、久卧，可适当增加户外活动，如散步、打太极拳、练八段锦等，同时还需注意避免长时间熬夜。

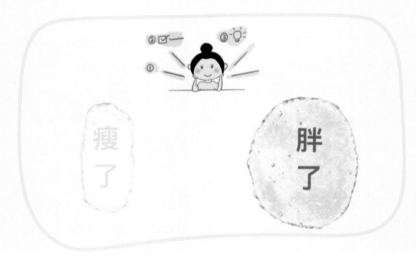

44. 我这里很痛，这个位置做了放疗吗？

放疗是无痛的，不过放疗的有些不良反应能引起疼痛。另外，当放疗用于减轻症状时，可能会残存一些不适或疼痛。有时患者需要一些帮助以便控制肿瘤引起的疼痛，如药房里可直接买到部分止痛药，能减轻中等程度的疼痛。请记住不要用热敷的方法减轻放疗区域的疼痛。

如果疼痛比较严重，可请医生开一些止痛药或止痛针。需要告诉医生疼痛的程度，医生会针对不同程度的疼痛开一些针对性的药。（疼痛的严重程度分 10 级。0 级没有疼痛，10 级是你能想象到的最疼痛的程度。你是哪一级？疼痛是跳痛、刺痛还是烧灼样痛？是持续的还是间歇的？怎样能减轻？如果疼痛不能得到控制，可以去看疼痛门诊。）

由于恐惧和焦虑会加重疼痛，你会发现尽量令自己放松会有助于减轻疼痛。其他方法如针灸、催眠、生物反馈等也有助于减轻癌性疼痛。如何使用这些方法请与医生进行讨论，因为有时这些补充的方法可能会干扰治疗，有时与其他方法进行组合还可能造成损害。

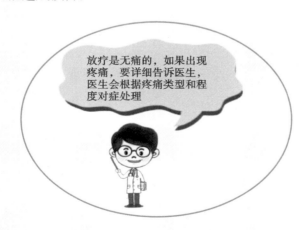

放疗是无痛的，如果出现疼痛，要详细告诉医生，医生会根据疼痛类型和程度对症处理

45. 肿瘤离眼睛很近，做放疗会失明吗？

当肿瘤离眼睛很近时，在治疗时有些医生能通过保护眼睛进行局部放疗，非常的专业。但不是所有的放疗科都能做得这么精细，术业有专攻，所以一定要找专业的放疗医生来进行放疗。当肿瘤离眼睛很近时，放疗有可能会导致视力下降或者是失明，但肿瘤继续生长压迫眼球或者视神经等，也可能会导致患者失明甚至失去生命，具体需要根据肿瘤的部位及病变情况来进行判断。放疗是否会导致失明，主要取决于患者的病情和个人体质。患者可能会出现视力模糊等症状，可以使用滴眼液来进行缓解，也可以多注意休息，减少电子产品的使用。如果肿瘤位于眼眶内、靠近眼球或视神经，放疗就会对视力产生一定的影响甚至引起失明，需要根据肿瘤位置及进展情况具体分析。如果出现视物模糊，则需要去医院详细检查，评估是否对视力及眼底产生影响，在放疗期间也需要及时与医生沟通，多学科进行评估。长时间或多次接触放射线，会使眼睛产生放射性病变，如放射性视网膜病变等。因此，一旦接触放射性物质之后出现视力下降，一定要去眼科检查，如果是单纯的辐射性白内障，可行白内障吸除＋人工晶状体植入；如果是青光眼，则视情况选择房水引流手术，避免持续高眼压；如果是视神经、视网膜的病变，则要根据病变情况选择激素、激光甚至手术治疗，尽量避免放疗而导致的失明。

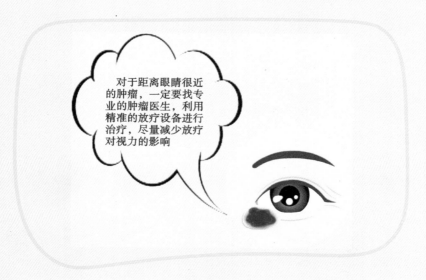

46. 为什么我的放疗有 33 次，他的只有 25 次？

放疗的目的就是采用 X 线等对肿瘤组织进行最大限度的杀伤，同时最大限度地避免正常组织受到伤害。如果一次性给予大剂量的放射线照射，在肿瘤细胞受到损伤的时候，正常组织也有可能受到伤害。因为给予的照射剂量不可能非常完美地只"打"靶心的肿瘤组织，而不伤及肿瘤周围的正常组织。这就需要制订放疗计划和进行分次照射。放疗技师通过精准的计算，控制每次照射的剂量，进行分次照射，以保证在连续杀伤肿瘤组织的情况下，保证正常组织的损伤能得到恢复。

不同的肿瘤对放射线的敏感性不一样：一般胚胎性肿瘤对放射线最敏感，淋巴瘤次之，上皮性肿瘤再次之，而间质肿瘤对放射线最不敏感，需要较高的照射剂量才可能起作用。对于不同的肿瘤，放疗剂量是不同的；同一类型的肿瘤，大小不一样，生长位置不同或分期不同，病理类型不同，放疗剂量也是有差别的。总剂量和单次剂量不同，放疗次数也会不相同。所以有的患者放疗次数多，有的次数少，这都是合理的。

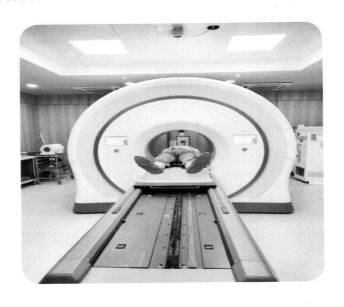

47. 这台机器坏了，可以去隔壁那台机器做吗?

放疗设备是放疗可以顺利进行的基础和前提条件。医用电子直线加速器是用于放疗的大型医疗设备，其结构和部件相当复杂。

早期的医用电子直线加速器的零部件采用的是模拟电路和信号，产生的射线束参数会受到元器件的影响，因此医用电子直线加速器安装完成后，放疗技师会对每台加速器进行独立测量，采集的数据也只能用于对应的加速器。同样，患者的治疗计划是基于对应加速器的参数设计的，不同加速器的射线束参数稍有差别，因此原则上只能在相应加速器上进行治疗。

近些年来，采用数字电路和信号的医用电子直线加速器陆续出现，射线束参数能很容易地调节一致，便于患者在这类加速器不同的设备上进行治疗。

常见的 C 形臂医用电子直线加速器一般不能通用某一治疗计划，但在必要情况下，放疗技师可对治疗方案进行重新设计，然后将方案输出到另一台加速器上，相当于在另一台加速器上重新设计方案。

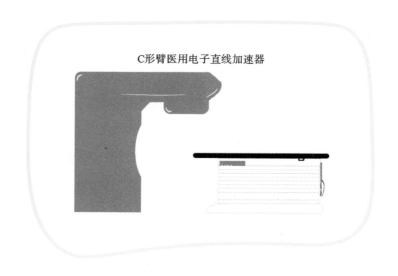

C形臂医用电子直线加速器

48. 放疗过程中出现发热、头晕等不适症状，还可以继续放疗吗？

放疗期间出现发热、头晕等症状的原因是多种多样的，此时能否继续放疗应首先判断出现相应症状的原因，再具体分析放疗对发热、头晕等症状的影响及相关性，综合分析继续放疗的风险和获益后做出继续放疗或暂停放疗的决策。

放疗期间发热的原因可能有肿瘤热、继发感染、放射性肺炎等。肿瘤热是肿瘤细胞释放的炎性介质引起的体温升高，主要的治疗方式是治疗原发肿瘤，并同时对症进行退热治疗。此时，放疗作为治疗原发肿瘤的重要方式，是改善肿瘤热的方法之一，因此，可以在积极给予退热治疗的同时，继续放疗。继发感染和放射性肺炎是放疗期间的并发症，也是放疗期间发热的常见原因，此时若继续放疗，则会加重感染和放射性肺炎症状，不利于患者的康复，因此，若发热的原因是继发感染或放射性肺炎，应尽早暂停放疗，根据医生的建议治疗感染和放射性肺炎，等病情好转后再进行放疗。

放疗期间头晕的常见原因则更多，如高血压、低血糖、体位性低血压、放疗后脑组织水肿等，放疗期间出现的高血压、低血糖、体位性低血压等大多与放疗本身无关，是患者固有合并症，且有比较有效的替代治疗方式。此时，只要针对上述病因进行针对性治疗，如控制好血压、血糖，改变体位时减慢动作等，就可以有效控制头晕的发作，继续进行放疗。部分接受脑部放疗的患者，在放疗过程中，会因为放疗后脑组织水肿而出现头晕，甚至头痛的症状，这是颅脑放疗的并发症，在放疗的同时配合进行脱水治疗可以缓解头晕症状，保证放疗继续进行。

由于患者病情复杂多样，放疗期间还可能出现除发热、头晕以外的多种症状，原因也不一而足，此时患者或者家属，应该与医生多沟通，积极配合进行各种检查，帮助医生更加准确地判断新发症状的具体原因，给出更加合理有效的治疗意见。

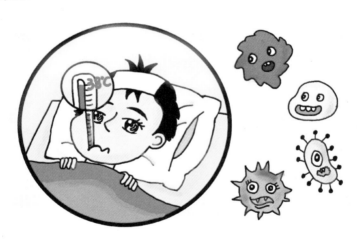

49. 放疗中的营养保健建议

广厦千间，夜眠仅需六尺；家财万贯，日食不过三餐！

经历放疗的你如何来补充这一天的"内力"？

有人在你耳边低语：不能吃鱼、不能吃牛肉、不能吃海鲜太多的条条框框，束缚着你。

山河远阔，人间烟火，一生苦短，你要大胆。
其实放疗中的饮食保健没有那么多禁忌
没有忌口，除了不抽烟、不饮酒
滋补、药膳都可以。

四方食事，不过一碗人间烟火。
放疗中的你可以去感受：
春江水暖，鱼肉的肥美
仲夏滋补，鸭肉的鲜香
秋爽清润，瓜果的香甜
冬日养生，羊肉的甘旨。

天下大事，必作于细，始知豪放在于精微。
非要说个饮食注意事项，请您：
避免两刺激
味觉刺激（避免辛辣刺激）
温度刺激（避免太凉太烫）
注意三满足
满足易消化（又绵又软）
满足均衡营养、高蛋白（鱼肉虾蛋奶）
满足高维生素（水果蔬菜）。

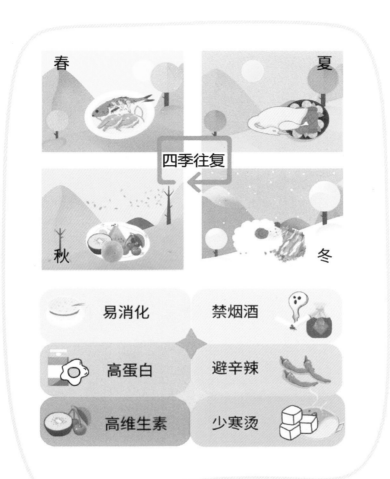

春

夏

四季往复

秋

冬

易消化

禁烟酒

高蛋白

避辛辣

高维生素

少寒烫

锦囊篇

放疗必备小知识

头颈部肿瘤

50. 头颈部肿瘤模拟定位特点及注意事项

一、头颈部肿瘤模拟定位特点

头颈部肿瘤的患者确定放疗方案后，为了保证放疗的准确实施，医生会在放疗前进行模拟定位。体位重复性高的体位固定是获得精确放疗效果的第一步，精确的体位固定直接关系到肿瘤靶区能否得到精确照射、正常组织能否得到有效保护。定位过程中放疗技师会根据患者自身情况制作个体化的固定模具，如体架、发泡胶、热塑膜、真空体模等。

二、体位固定注意事项

（1）整个过程需 20 ~ 30 分钟，其间患者应放松心情、平稳呼吸、静躺不动，以确保治疗部位精准定位，如有不适或无法坚持，可随时告知医务人员。

（2）定位前需剪短头发，最好是全部剪掉，以确保整个放疗过程中精准定位。

（3）放疗前应请口腔科医生全面检查牙齿，必要时治疗感染、拔牙或修复，以保证放疗顺利实施，减少放疗后下颌骨并发症风险。行拔牙等口腔手术者，须在伤口愈合后再进行放疗。

（4）穿低领或无领棉质上衣。如有假牙，须先行取出。放疗期间和放疗结束后 6 个月内，不宜戴耳环及项链。

（5）定位过程中会用到热塑膜。热塑膜是根据患者的面部和颈部的形状制作的，刚戴上时就像暖毛巾敷在脸上一样，过一会儿会慢慢冷却收缩变紧。只有非常贴合皮肤，固定效果才最佳，因此初次佩戴热塑膜制成的面罩会有些紧。放疗技师会在嘴和鼻孔部位留有空隙，以便呼吸。

（6）扫描结束后，观察 30 分钟，如有不适请及时告知护士或医生。

（7）保持皮肤标记的清晰，不能私自涂改。

51. 头颈部肿瘤常见不良反应和处理

（1）放射性口腔黏膜炎是头颈部肿瘤患者放疗时常见的不良反应。进食时食物残渣通常会不可避免地残留在牙缝中，滋生细菌，当放疗到一定阶段时可能导致口腔唾液腺、牙床血管及牙髓受到损伤，进而降低局部抵抗力而引发感染，可出现口干、牙痛、牙髓炎、口腔黏膜水肿、口腔溃疡等。建议患者早晚用软毛牙刷刷牙，并在进食后用盐水漱口，以保持口腔卫生和牙齿清洁，这有助于确保放疗顺利进行。

（2）张口受限是头颈部肿瘤患者常见的远期放疗反应，可通过张口运动来预防，防止咀嚼肌和周围组织纤维化。若出现张口受限，应指导患者进行功能锻炼，多做张口运动并注意口腔卫生。

（3）口腔、咽喉疼痛是放疗时常见的不良反应，一般在放疗2周左右开始出现。早期出现口腔黏膜充血、水肿，出现点状、片状白膜，患者可感到咽干、咽痛、吞咽困难。建议患者多含漱，保持口腔清洁，饮食清淡，多吃蛋羹、米粥，多喝牛奶、梨水、西瓜汁等，忌辛辣食物和烟酒，可以口服B族维生素，维生素C、E等，也可在饭前半小时口服地卡因糖块，减轻下咽疼痛，以利进食，咳嗽严重时，可加用地塞米松进行雾化吸入；同时还可以配合中草药如胖大海、菊花、麦冬等治疗。常见的漱口水包括维生素 B_{12} 溶液（促进上皮细胞再生）、碳酸氢钠溶液（预防真菌感染）、康复新液（抗炎，修复溃疡面），喷剂包括金因肽等。可根据实际情况搭配使用。

（4）放疗可能导致脱发。放疗使用的高能放射线穿透能力很强，如果头颈部照射野内或放射线通过的路径上有头发，那么放射线就会对头发毛囊造成一定损害，达到一定剂量后就会引起脱发。放疗引起脱发后头发还会再生，只不过长出来的时间因人而异。

（5）放疗会引发皮肤反应。头颈部、胸部、腹部放疗，放射线穿过皮肤进入体内，均会产生皮肤反应。建议预防性使用辐射防护剂，不要随意涂抹药膏，避免过度日光照射。不可用红外线理疗，严重时应暂停放疗，给予表皮生长因子外涂等。

（6）鼻咽部有异常分泌物。鼻咽癌患者放疗后，鼻咽黏膜抗感染能力下降，局部易发生黏膜炎，出现分泌物增加，有时伴有异味，可在医生指导下进行鼻咽冲洗以缓解症状。在春秋干燥季节，鼻腔内可滴用薄荷、石蜡油、鱼肝油等以保护局部黏膜。

（7）放疗可能导致听力下降。颈部放疗后鼻咽部可能因为照射而出现黏膜充血、水肿，从而导致听力下降。这是因为鼻咽部的咽鼓管和中耳鼓室相通，当鼻咽部黏膜水肿时，可能会出现咽鼓管变窄，最后导致声音传导受阻，出现听力下降的症状。建议患者及时到耳鼻喉科就诊，检查双耳的鼓膜和听力状况，营养神经治疗会有一定的疗效。另外，耳内镜手术也可以很好地促进咽鼓管功能的恢复，以改善听力。

（8）放疗可能导致淋巴水肿。颈部放疗后可能会出现面部、颈部等部位的水肿，这是因为放疗后引起淋巴结引流区的淋巴管道闭塞，体液聚积在皮下疏松组织导致组织水肿，这时可以

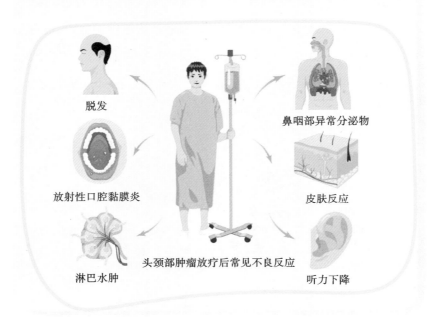

脱发

鼻咽部异常分泌物

放射性口腔黏膜炎

皮肤反应

头颈部肿瘤放疗后常见不良反应

淋巴水肿

听力下降

对淋巴部位进行手法淋巴引流、压力治疗来减轻水肿的程度。日常也要鼓励患者每日进行头颈部肌肉功能锻炼以刺激淋巴和静脉回流。

（9）放疗可能出现骨髓抑制。头颈部肿瘤放疗范围往往较大，可能出现骨髓抑制，包括白细胞、红细胞、血小板低下等，放疗期间需保证营养供给，维持体重稳定，若骨髓抑制，遵医嘱行升白细胞等治疗。白细胞低者，注意佩戴口罩，居家休息，预防感染。

52. 头颈部常见肿瘤放疗疗程

头颈部常见肿瘤放疗疗程是每周 5 次，周一到周五每天进行 1 次，双休日暂停 2 天。术后的预防性放疗一般需要 25 次，工作日一天 1 次，持续放疗 5 周；如果是根治性的放疗，一般需要 30 次到 33 次，一天 1 次，持续放疗 6 周到 7 周。每个人的实际放疗疗程要根据医生的诊断因人而异，不同的放疗技术，其疗程也不同，视具体情况而定。

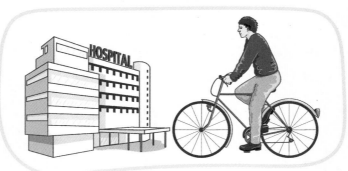

53. 放疗前需要剪短头发吗？

放疗是利用放射线杀死肿瘤细胞，它是一种局部治疗，头颅部位放疗可能导致患者脱发。因此，头部放疗定位一般需要剪短头发或剃掉头发。原因一：如果不剪头发会影响定位效果。定位放疗的时候需要在患者头部做一个标记，如果不剪短或剃掉头发，会影响医生进行放疗定位标记。原因二：短发与长发相比更容易清洗。头发过长，洗头的时候如果不注意容易把标记洗掉，导致需要重新定位。原因三：头部放疗期间不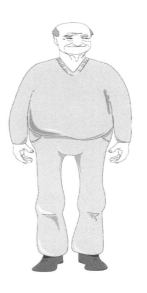建议洗头发。因为在头部放疗期间，大量的辐射容易导致皮肤过敏。如果此时洗头发很容易导致皮肤出血感染，且有着凉感冒的风险，对患者康复不利。原因四：在放疗期间，放射线会损伤毛囊，患者容易出现脱发，导致产生不良情绪。所以，让患者提前把头发剃掉，就可以避免在放疗期间因脱发产生的不良情绪。

54. 气管切开患者放疗期间的护理

对于需要气管切开建立人工气道并接受放疗的喉癌患者，在放疗期间应该怎样进行护理呢？让我们一起来看看其中的奥妙吧！

一、气管套管护理

（1）在放疗开始前，须将金属材质的气管套管更换为塑料材质或硅胶材质的气管套管，防止金属气管套管影响疗效及灼伤黏膜组织。

（2）学会清洗、消毒和更换气管内套管的方法。根据咳痰量每日清洗气管内套管 1 ～ 3 次，及时清理分泌物，定期更换造口处的纱布，污染时及时更换。

（3）长期携带气管套管可能会引起喉反射功能降低，应练习咳痰，将痰液及口腔内分泌物及时排出，防止气管套管感染及痰液干燥结痂，必要时行气道内湿化以促进排痰。

（4）外出时可在气管套管口覆盖薄层纱布以防止粉尘进入。半喉切除患者不能摘洗气管外套管，全喉切除患者清洗气管外套管后及时放回，防止气管造口挛缩狭窄。

二、皮肤护理

（1）穿棉质、低领、宽松、柔软的衣物，减少衣领与放射部位皮肤的摩擦。

（2）户外活动时注意遮阳、防晒，减少紫外线对皮肤的刺激。

（3）不要用手抓挠放射部位皮肤，禁止使用各种消毒剂及刺激性护肤品，禁贴胶布，可涂抹专用皮肤保护剂。

（4）进行张口锻炼和颈部活动，以减轻放疗后肌肉纤维化。

三、口腔护理

（1）气管切开放疗患者唾液腺分泌减少，口腔 pH 下降，易导致牙周病和口腔真菌感染，要避免口腔黏膜损伤，不要食用过硬食物，每次饭后和睡觉前用软毛牙刷刷牙。

（2）每日用生理盐水或漱口液含漱 3～6 次，可根据医嘱采用康复新液等保护口咽黏膜，消炎止痛，也可以用双氧水漱口，有利于保持口腔湿润和清洁牙齿间的碎屑。

四、饮食护理

进食含有高蛋白、高维生素，低脂、低盐、易消化、易吞咽的半流质或流质食物，选择富含 B 族维生素、维生素 C、维生素 E 的新鲜水果和蔬菜，多饮水，少量多餐、细嚼慢咽。忌食过硬、辛辣、刺激性、油炸、烟熏腌腊类的食物，必须禁烟酒。

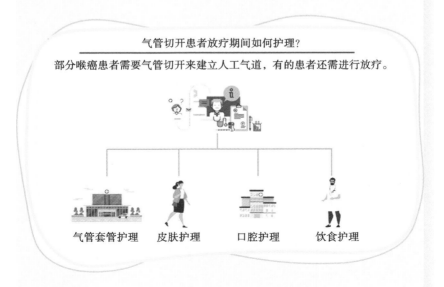

气管切开患者放疗期间如何护理？

部分喉癌患者需要气管切开来建立人工气道，有的患者还需进行放疗。

气管套管护理　　皮肤护理　　口腔护理　　饮食护理

55. 放疗期间还需要做其他检查吗？

放疗就像是一场远行，如何身心愉悦地远行，是我们要做的一份重要"攻略"，放疗期间的检查及治疗就是我们远行必定经过的地方。作为一名放疗患者，我们已经做好了放疗前的准备工作（定位+CT扫描），现在我们正准备远行（放疗）。那么现在我们就来为此次"远行"做一份攻略吧。

第一步：检查行囊（保持定位前的身体状态）。

（1）头部放疗：在整个放疗过程中，头发应保持短发（如寸头）。

（2）表浅部位的放疗：穿宽松、棉质、柔软的衣物，避免摩擦加重皮肤反应，如乳腺癌、颈部淋巴结的放疗。

（3）体腔盆腔放疗：遵医嘱憋尿、排空膀胱、禁食水，如宫颈癌患者放疗时须憋尿、胃癌患者放疗前须禁食水。

（4）保持放疗的可重复性：保持体表画线的清晰度。

第二步：必去旅游景点（身体数据评估）。

（1）每周复查血常规，根据情况增加检查次数：白细胞、血红蛋白、血小板减少，不仅会降低细胞对放射线的耐受度而影响疗效，也会因为感染、出血等导致放疗中断或延长放疗时间从而影响疗效。

（2）定期复查电解质，根据情况检查肝功能、肾功能、凝血功能：由于同步放化疗、肿瘤放疗部位不同等，可能出现恶心、呕吐、疼痛、放射性食管炎、放射性肝炎等情况，从而引起营养障碍、黄疸、肌酐升高等，应定期检查电解质、肝肾功能、

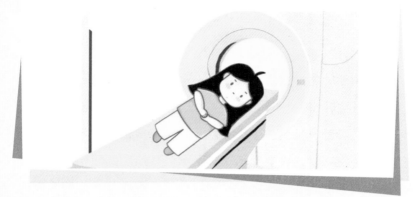

凝血功能等，便于医生及时干预，保证放疗如期进行。

（3）放疗期间二次或多次扫描 CT：部分患者因肿瘤存在特殊性（如小细胞癌、宫颈癌等），放疗过程中肿瘤缩小，使正常组织出现在治疗区内，加重放疗不良反应，此时要缩小照射范围，需要更改治疗计划，重新扫描 CT。

（4）保持体重：放疗期间体重过度增加或降低，可能导致体膜无法佩戴或体位摆动过大导致放疗无法进行。

（5）突发病情变化：突发阑尾炎、肠梗阻等急症时需要根据患者情况完善相关检查。

第三步：休养生息。

这场远行丰富了我们的人生阅历，激起了我们对生活的热情，但也带来了经济负担与身体的疲累。虽然放疗杀死了一定的肿瘤细胞，但也会产生一些不良反应和加重内心的疲惫，在治疗结束后很长的一段时间我们还需要进行进一步的身体护理，接受相关检查和治疗。

56. 我是头颈部肿瘤患者，放疗会掉头发吗？

一、什么是头颈部肿瘤？

头颈部肿瘤是指位于锁骨以上区域的肿瘤。国际上通用分类标准系按肿瘤原发部位将头颈部肿瘤分为唇、口腔，咽，喉，唾液腺，鼻腔、鼻窦，甲状腺六大区域。从综合医院参与诊治的临床科室来讲，主要包括耳鼻咽喉科、口腔颌面科和普外科颈部的肿瘤；此外还包括皮肤和软组织来源的肿瘤如恶性黑色素瘤、恶性淋巴瘤和软组织肉瘤等。

二、头部放疗会不会掉头发，为什么有些治疗掉头发？

头部放疗为什么会造成脱发呢？这是因为放射线是经过头皮及皮下到达肿瘤中心的，这一过程会造成皮脂腺和毛囊的损伤。毛囊是产生毛发的器官，毛囊损伤就会出现局部脱发。

三、头颈部肿瘤放疗的注意事项（以鼻咽癌放疗为例）

除甲状腺乳头状癌外，绝大多数的头颈部恶性肿瘤患者可以接受放疗。其中对于鼻咽癌、早期声带癌以及扁桃体癌，放疗可作为根治手段。唾液腺的淋巴上皮癌、颜面部的皮肤癌，也可以采用根治性放疗。为了保证治疗的顺利进行，患者需在放疗前做一些准备工作。

1. 口腔护理

放疗前的口腔检查是非常必要的。口腔内环境的好坏会影响患者治疗期间的生活质量。放疗期间勤漱口、做好口腔护理是预防口腔炎症的最好方法。

2. 拔掉烂牙

放疗是拔牙的禁忌证。如果发现有严重的龋齿、牙齿松动等要尽早在放疗前拔除，这样也算是去除了一个感染源，创口能很快愈合，对放疗没有太大影响，拆线一周后就可进行放疗。

3. 心理准备

放疗前每个患者应具备正确的认识和积极的态度，配合医护人员工作，保持乐观的心态，注意加强营养。

4. 张口锻炼

放疗期间及放疗后为了预防颞颌关节僵硬、功能障碍，应每日做张口运动 300 次以上。

5. 鼻腔冲洗

放疗期间应保持局部清洁，提高放疗敏感性，每日行鼻腔冲洗 3 次，放疗结束后建议患者继续行鼻腔冲洗至少半年。

6. 保护皮肤

照射区皮肤以暴露为宜（除去衣领），尽量减少手（不要触摸照射区皮肤）、衣领、纸巾等对照射区皮肤的物理刺激。皮肤有损伤时请遵照主管医生的医嘱去做，切不可自行处理，放疗结束后仍应注意照射区皮肤的保护，不用刺激性药物。可用清水轻轻冲洗，不要用力擦洗。

7. 保持标记清晰

保护皮肤标记的清晰，不要私自涂改，保持皮肤的清洁干燥等。

8. 其他

矫正贫血，改善全身情况，提高身体素质；戒掉烟和酒，多吃高蛋白、富含维生素的食物；避免劳累和熬夜，合理运动，保持体力，注意保暖，防感冒。

57. 我是头颈部肿瘤患者，放疗后能拔牙吗？

不能拔，不能拔，

拔了之后问题大。

放疗颌骨影响大，

口水逐渐变少了，

细菌也就滋生了，

这时拔牙危险大，

牙髓炎、败血症容易发，

你可千万不能拔！

不要慌，不要慌，

太阳下山有月光！

头颈部肿瘤放疗前，

系统检查咱口腔，

龋齿拔除才妥当。

头颈部肿瘤放疗后，

健齿护齿每天忙，

放疗结束 5 年后，

医嘱拔牙更健康。

58. 头颈部肿瘤患者放疗过程中的口腔护理

遵守口腔护理的三个原则，带你平安度过放疗期。

一、清洁

（1）饭后漱口。

（2）早晚用软毛牙刷、含氟牙膏刷牙。

（3）辅助使用牙线和冲牙器。

二、进食

（1）吃软食或半流食。

（2）忌吃生硬、辛辣食物。

（3）补锌，抗氧化、修复损伤，预防口腔黏膜炎。

三、护理

（1）降低口腔温度，口含冰块。

（2）使用康复新液漱口，维持正常细胞功能，减轻疼痛。

（3）使用口腔黏膜保护剂，防止出血，改善微循环。

59. 鼻咽癌患者张口训练的目的

鼻咽癌是我国常见的肿瘤之一，张口困难是鼻咽癌患者放疗后常见的并发症之一，发生率可达50%以上。随着放疗次数和剂量的增加，咀嚼肌及颞颌关节逐渐纤维化，最终导致不同程度的张口困难，严重者会导致牙关紧闭、进食困难及面部运动障碍。

早期进行张口训练是预防和缓解鼻咽癌放疗后张口困难的首选方法，可有效改善生活质量。

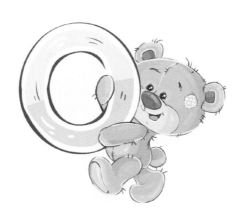

60. 放疗期间咽喉疼痛如何处理?

咽喉疼痛是头颈部肿瘤放疗常见的不良反应之一，是咽喉部及颈段食管黏膜受到放射线照射后的反应，症状通常在常规照射十次左右开始出现。轻度反应有疼痛症状，不影响进食；中重度反应则会影响进食，甚至中断治疗。

那么在放疗期间我们可以采取哪些措施避免这一不良反应呢?

首先，在治疗刚刚开始的时候，就要未雨绸缪，不要进食辛辣刺激、坚硬、油炸以及烫的食物，避免口咽部黏膜的物理损伤；可以多喝水，多吃蔬菜水果，吃高蛋白食物，保证营养。

当出现咽部疼痛，程度较轻时，更要保证富含维生素、蛋白质的食物的摄入，可做成果汁、蔬菜汁、羹或者糊食用。

当出现明显疼痛影响进食时需要接受专业的指导和治疗，一般会给予抗生素治疗，可以做雾化减轻黏膜水肿，进食前可口服适当表面麻醉药物缓解疼痛，也可每日口服适当镇痛药物镇痛。这时须听取专科医生的意见，决定是否暂停治疗。

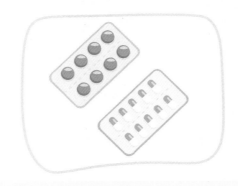

当出现严重疼痛、吞咽困难时，患者会出现脱水、营养不良、体重下降等情况，应停止治疗，住院给予静脉输液补充营养，必要时可能须经鼻饲管输入营养液补充营养。这个时候一定需要保证能量、蛋白质的摄入才能帮助黏膜尽快修复，缓解疼痛症状。

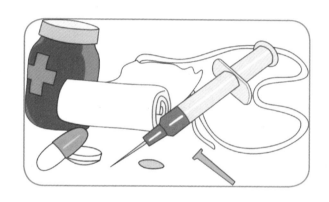

61. 我刚做过头颈部磁共振，放疗前为什么还要做 CT？

　　很多接受放疗的患者朋友或许都产生过这个疑问，明明已经做过磁共振了，为什么放疗前还要做 CT 呢？

　　要厘清这个问题，就要认识到磁共振和 CT 在放疗准备阶段的作用，即它们"所扮演的角色"，从它们的职责目的出发，才能更好地帮助大家解答疑惑。

　　磁共振成像即 MRI，它是一种断层成像技术，磁场中的脉冲可以激发人体水分子中的氢原子与磁场发生磁共振现象，产生电磁信号，对电磁信号进行定位并用计算机进行处理后，便得到了磁共振图像。磁共振没有电磁辐射，它不仅能够显示病变组织，还能反映组织在正常新陈代谢过程中的变化与反应。所以，肿瘤患者做磁共振的目的是了解肿瘤的大小、范围、性质，肿瘤的坏死情况以及血液运转情况。

　　CT 即电子计算机断层扫描，它能利用精确准直的 X 线束对人体部位进行一定层厚的扫描，简而言之就是"把人一层一层切开"观察。放疗前要做的 CT 称为 CT 模拟，和常规 CT 诊断扫描的作用是不同的。CT 模拟是在放疗专用的 CT 模拟定位机上进行的，医生会根据 CT 模拟得到的断层图像数据确定放疗的靶区和剂量，为患者制订放疗计划，实现对癌细胞的精准打击。

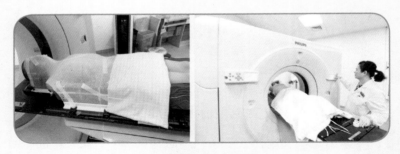

配戴模具进行 CT 模拟

62. 鼻咽癌患者放疗期间为什么要做多次 CT 模拟？

鼻咽癌是众多恶性肿瘤中少数可以通过放疗根治的疾病，因此鼻咽癌患者放疗的靶区勾画以及计划制订至关重要，同时，鼻咽癌根治放疗需要的照射剂量是相当高的，因此照射次数也是所有放疗治疗的肿瘤中最多的，一般需要照 33 次，时间长达 7 周。

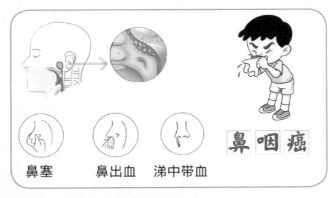

一方面，在放疗期间，鼻咽部肿瘤以及颈部淋巴结会随着治疗的进行而逐渐缩小，尤其是同步化疗的情况下通常会有明显的缩小，所以医生通常会在放疗 20 ～ 25 次之间重新进行 CT 模拟，然后结合复查的鼻咽部及颈部 MRI 图像，按照缩小后的肿瘤重新勾画靶区。这样做一方面可以避免肿瘤变化较大的部位在照射野以外，另一方面也可以在一定程度上减少周围正常组织的照射剂量。

另一方面，鼻咽癌放疗后期，有的患者可能因为口咽部放射反应而出现进食困难、体重下降、明显消瘦，有的患者可能出现颈部大包块的转移灶，或随着治疗的进行颈部包块明显消退等等，这些情况都可能导致明显的体形变化，从而使起固定作用的热塑膜失去了固定作用，此时也需要重新扣膜并重新进行 CT 模拟，更改放疗计划。

　　总之，放疗期间进行 CT 模拟是为了重新勾画靶区，修改放疗计划，以获得更好的治疗效果以及减轻正常组织的不良反应。

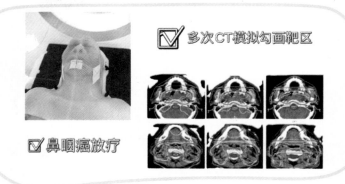

63. 放疗期间如何洗鼻子？

一、鼻咽癌患者放疗过程中和放疗后为什么要进行鼻腔冲洗？

　　（1）鼻咽癌患者放疗时，肿瘤组织裂解会产生坏死物，坏死物残留在鼻腔容易引起鼻腔堵塞、感染，故在放疗过程中，需要进行鼻腔冲洗。

（2）鼻腔内纤毛对空气中较大的粉尘颗粒有过滤净化作用，鼻甲黏膜下有海绵状血窦，可调节鼻内温度，鼻腔黏膜腺体可分泌大量液体，可用来提高吸入气体的湿度，防止呼吸道黏膜干燥。而放疗会导致鼻腔充血、水肿，使鼻腔的净化功能和湿化功能减弱，鼻腔冲洗是对鼻腔自我清洁、湿化功能的保持和补充。

（3）放疗结束后放疗导致的鼻腔水肿和充血会持续一段时间，而鼻腔的净化功能和湿化功能的恢复是需要一段时间的，所以在放疗结束后仍然需要持续进行鼻腔冲洗，每日冲洗的频率以鼻腔不感到堵塞、干燥为宜，如鼻腔的净化及湿化功能恢复太慢，则需要坚持进行鼻腔冲洗。

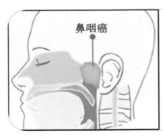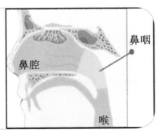

二、鼻腔冲洗用物准备

（1）鼻腔冲洗器：鼻咽癌患者在进行放疗定位后需要购买鼻腔冲洗器，推荐鼻可乐等类似鼻腔冲洗器，在药店或网络购物平台均可购买。

（2）鼻腔冲洗液：鼻腔冲洗器套装内有配套的小包装海盐，

用冷开水冲调后可直接用于冲洗，放疗期间可以自行购买配套海盐并按说明书进行冲调，也可以使用医用生理盐水；放疗结束后，可用方便获取的凉开水进行冲洗。

三、鼻腔冲洗的方法

（1）取 500 ml 鼻腔冲洗液（医用生理盐水、海盐水、凉开水），温度 37 ℃左右接近体温即可，装入鼻腔清洗器内。

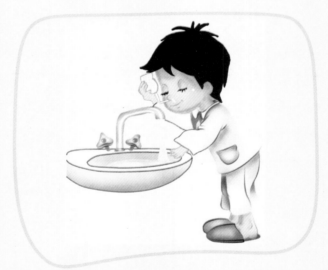

（2）冲洗鼻腔时，头向冲洗侧倾斜，被冲洗的鼻腔在上方，将冲洗器前端的出水头放在鼻孔处，冲洗液通过管道进入被冲洗的鼻腔，然后从另一侧鼻腔或口腔流出。

（3）深吸气后屏住呼吸后再冲洗，禁止在吸气时冲洗鼻腔，冲洗压力不可过大，冲洗时不可做吞咽动作或说话，以免引起呛咳。

（4）先冲洗较通气的一侧鼻孔，然后同法冲洗对侧，每日1～2次。

（5）冲洗液不要下咽，冲洗完毕用清水漱口。

64. 放疗期间能穿高领毛衣、系围巾吗？

放疗期间尽量不穿高领毛衣、不系围巾。因为头颈部放疗的患者，颈部皮肤在放射线的照射下容易发生放射性皮炎，所以在放疗期间要尽量避免衣物对颈部皮肤的摩擦，放疗期间宜穿棉质柔软衣服，无领或开衫，不打领带，减少刺激，方便穿脱。

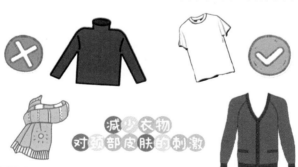

减少衣物对颈部皮肤的刺激

65. 放疗皮肤防护剂什么时候用，用在哪些部位？

放疗皮肤防护剂是肿瘤患者在放疗过程中对进行放疗的局部皮肤起到保护作用的药品试剂。市面上常见的产品有三乙醇胺乳膏（比亚芬乳膏）、医用射线防护剂（放肤膏）、聚乙二醇医用敷料（贝优芬）、放射治疗皮肤防护剂（利肤宁）等。

肿瘤患者在放疗的过程中会出现不同程度的并发症，其中较为常见的为放射性皮肤损伤，常发生于颈部、腋下、乳房、会阴部、腹股沟皮肤等。随着照射剂量的增加，照射野皮肤可能逐渐出现红斑、烧灼感、刺痛、瘙痒、色素沉着、干性脱皮等症状。严重者可见水疱、溃疡、出血和坏死，部分患者会被迫中断放疗。

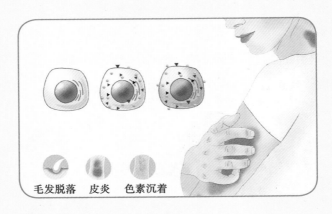

毛发脱落　皮炎　色素沉着

因此，放疗期间做好皮肤护理是非常有必要的。

放疗皮肤防护剂并不是普通的护肤产品，如今已在动物和人体模型中发现某些药物对毛囊及皮肤具有防护作用，如前列腺素 E2、硝基氧、角质细胞生长因子。所以放疗皮肤防护剂必须在有需求的情况下使用，一般放疗开始即使用。使用时应选择正规的医院或药店购买，仔细阅读说明书，遵医嘱按照规定的方法和步骤使用。

胸部肿瘤

66. 胸部肿瘤放疗 CT 模拟定位特点及注意事项

一、定位特点

"定位"全称是"放疗模拟定位"，是指在真正放疗前，设计和固定患者放疗时的体位，并且在这种体位下确定需治疗的肿瘤部位。定位的主要目的是设计和固定放疗时的体位（又称放疗体位）。胸部肿瘤放疗模拟定位有哪些特点呢？①胸部肿瘤包括肺部肿瘤、乳腺肿瘤、纵隔或胸腺肿瘤、食管肿瘤、淋巴瘤等，通常采用头颈肩膜、体膜或真空垫、发泡胶、热塑膜、体架等；②患者定位前要剪短头发，要求露出耳朵，尽量取掉假牙，定位时要保持均匀呼吸；③模拟定位环节还有两个重要的细节：标记模拟中心点，在患者身上画十字线以及在固定装置上标记十字线和铅点。

二、注意事项

为保证每次放疗体位的重复性，首先要最大限度地排除一切可能的影响因素，例如衣物的厚度和金属纽扣等也可能会对治疗的精准性产生影响，所以要除去部分衣物。另外，身体保持自然放松状态也非常重要，紧张状态会使身体肌肉紧绷，导致体位扭曲，影响放疗时体位重复性。疼痛患者建议放疗定位前适当使用镇痛药物，防止被动体位影响定位准确性，所以请患者一定要配合医务人员的安排，完成定位工作。定位结束后要保护好身上标记的十字线，千万不要把标记洗掉。

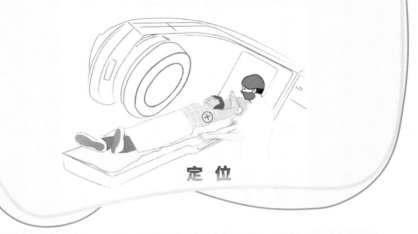

定 位

67. 胸部肿瘤放疗常见不良反应和处理

高剂量的放射线照射能破坏癌细胞，不良反应主要是放射线对治疗区域附近的正常细胞和组织的损害。放疗的不良反应通常在治疗的第二周或第三周开始出现，并可能在放疗结束后持续数周。精确勾画靶区与累及器官、精准确定剂量、准确制订放疗计划、放疗过程准确的质控都可尽可能减少不良反应。

一、常见不良反应

吞咽疼痛、恶心、食欲下降、白细胞降低、放射性食管炎、放射性肺炎（咳嗽、咳痰、发热、胸闷,放疗后 2 周～ 6 个月发生）、皮肤黏膜破溃。

二、处理

吞咽困难：遵医嘱予以漱口水（庆大霉素、地塞米松、利多卡因、维生素 B_{12}、生理盐水）治疗，出现症状时卧床休息，多饮水，少吃多餐,吃清淡、易消化的食物,且食物温度不宜过高。

恶心呕吐:放疗引起的胃肠功能紊乱。出现症状时卧床休息,多饮水,少吃多餐,吃清淡、易消化的食物。可予以维生素 B_6、甲氧氯普胺（胃复安）等药物治疗。食欲不振可服用开胃药或开胃食物如山楂等。

白细胞降低:主要见于骨转移灶,尤其是椎体、骨盆的放疗。放疗时骨髓内造血细胞的分裂繁殖受到抑制,导致白细胞、血小板和（或）红细胞下降,如果出现白细胞 $< 3 \times 10^9/L$,血小板 $< 70 \times 10^9/L$ 时应暂停放疗,行升血细胞治疗,待血常规恢复后再开始治疗。放疗期间每周应检查血常规 1 次。白细胞太低时,可用升白药或升白针；出现严重贫血症状可考虑输血。

放射性食管炎：常于放疗后 1 周或数周内出现,放射线对食管黏膜产生损伤后,患者进食时可伴咽喉疼痛、烧灼感、吞咽不适,尤其在进食刺激性食物时,上述症状更加明显,一般症状较轻，多不影响治疗继续进行。可以控制进食速度，不宜进食过饱，进食过后不要立即平卧；进食流食，禁食刺激性食物；每餐过后口服生理盐水（0.9% 氯化钠溶液）冲洗食管；必要时，口服奥美拉唑胶囊；吞咽疼痛时，进食前半小时口服食管炎合剂（地塞米松、利多卡因、生理盐水）。

放射性肺炎：遵医嘱予以抗炎处理，程度严重时需暂停或终止放疗。急性期可用泼尼松（强的松）（每天每千克体重1 mg），待症状消失后逐渐减量，疗程视病情而定。如伴细菌感染，可选用有效抗生素，控制感染。支持疗法可联合中医以及止咳、解热药的辅助治疗。

皮肤问题：接受放疗的一些患者会出现皮肤干燥、瘙痒、起泡或脱皮。这些不良反应取决于身体接受放疗的部位。治疗结束后几周，皮肤问题通常会逐渐消失。放疗期间应穿宽松、

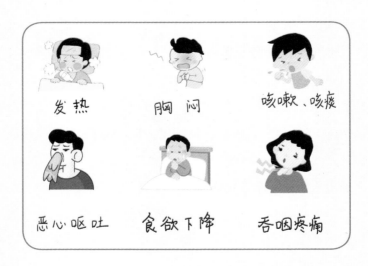

棉质的衣服，避免衣物摩擦放疗部位。如果皮肤损伤严重，如破溃、出血，局部可涂些湿润灼伤膏，局部喷雾，并暂停放疗。皮肤问题非常严重的可能需要改变治疗计划。

68. 胸部常见肿瘤放疗疗程

对于不可手术的非小细胞肺癌（NSCLC），15% ～ 20% 的患者可通过局部放疗联合化疗达到长期生存。关于放疗靶区，对于接受诱导化疗的患者，仅照射化疗后的残留原发病灶和受累淋巴结。同步放化疗时推荐放疗总剂量为 60 ～ 66 Gy，每日每次常规分割照射 1.8 ～ 2.0 Gy。

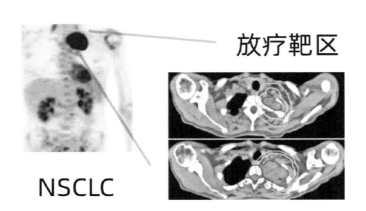

放疗靶区

NSCLC

69. 呼吸运动管理是什么？

胸腹部肿瘤精准放疗时，规律的呼吸有利于提高放疗的疗效，呼吸运动管理是指对患者的呼吸频率、呼吸深度、呼吸规律性等呼吸运动相关变量进行引导控制。常见的呼吸运动管理手段有射波刀同步呼吸追踪、呼吸门控、屏气技术、腹压技术等。

呼吸运动管理的核心要点是让患者有节奏地规律呼吸，这样在放疗时，设备能很好地跟踪肿瘤并将放射线精准地投照在肿瘤上，患者一般可以在治疗前进行有节奏的呼吸训练，不大口呼吸，不急促呼吸，在正常自然的频率下呼吸，在治疗时，也尽可能地保持这种呼吸节奏。

70. 食管癌患者放疗期间的饮食建议

（1）选择软、易消化的流质或半流质食物，如面条、软面包、馒头等，以减轻消化道压力。

（2）选择营养丰富，富含优质蛋白、维生素的食物，以提高机体免疫力，改善营养状况。

（3）少食多餐，保证营养吸收，促进患者机体康复。

（4）忌食生冷、太烫（温度适中）、辛辣、刺激性食物，以免刺激食管黏膜，戒烟酒。

放疗前的饮食建议：进行饮食评估，积极为患者营造安全、安静、舒适的进食环境，合理安排进食，保证热量的供给，避免刺激性食物和硬质食物。米、面、杂粮等可保证患者的基本生理需要，维持正常的体重。鱼、鸡蛋、牛奶等高蛋白饮食可增加机体的免疫力，促进组织的修复。新鲜的蔬菜、水果可提供较多的维生素、无机盐，以满足机体的需要，如患者进食时食管黏膜有不适感或刺痛，可给予清淡无刺激性食物，如患者进流质，可给予肠内外营养补充电解质、液体。

放疗中的饮食建议：积极观察患者有无消化道不良反应，针对患者的不良反应，针对性地做好饮食指导，使其以最佳状态进行放疗，保证放疗的进行。放疗对食管正常组织有一定的损伤，正常组织在 24 小时内会修复。因此不能食用烫、高纤维的食物，否则会加重食管的损伤。再加上食管是开放性的，损伤也容易引起感染。可鼓励患者多喝新鲜的牛奶，牛奶中含有大量维生素和微量元素，有利于恢复受损的食管黏膜。指导患者定时、定量进食，少量多餐，细嚼慢咽，每次进食不宜过饱，餐后予半坐卧位，避免平卧位，减少食物反流及食物滞留食管现象而加重食管炎，饭后予以温生理盐水 50 ml 冲洗食管，以减轻黏膜的充血、水肿，减轻炎症。

放疗后的饮食建议：患者放疗结束后对患者的饮食种类进行选择，要以食管 X 线的表现及食道的通畅情况为依据。因此，在治疗结束后的半年时间内仍会出现放射性食管炎，应继续进食软食，禁硬质、油炸及刺激性食物，避免并发症的发生，可增加些滋润生津的甘凉之品，如梨汁、藕汁、甘蔗汁、猕猴桃汁等，对身体情况较差的患者，可静脉输入高营养物质，以补充体内的严重消耗。

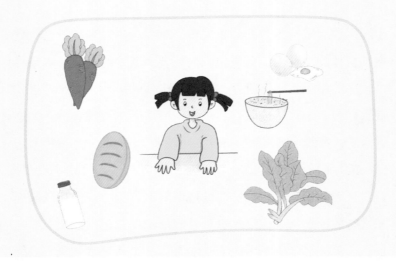

71. 什么是放射性肺炎?

放射性肺炎是电离辐射照射肺部而造成的一系列急性炎症反应,通常在肺癌、食管癌、间皮癌、淋巴瘤等胸部肿瘤患者接受放疗时发生。常表现为咳嗽、气短、发热等症状,严重者甚至会危及生命。

通常将发生于放疗开始后3个月内的放射性肺损伤称为急性放射性肺炎,将发生于放疗3个月后的放射性肺损伤称为晚期放射性肺损伤,晚期放射性肺损伤一般都是放射性肺纤维化,但也有急性渗出性炎症表现者。

放射性肺炎的发生有一定的剂量体积效应,必须有一定体积的肺组织接受了一定剂量的照射才会发生放射性肺炎。除了肺受照射的剂量体积因素外,患者的年龄、既往肺功能情况,肺组织受照射的部位以及化疗药物的应用等也是放射性肺炎的发生因素。接受胸部放疗的患者在放疗同时或放疗前后使用了某些化疗药物（如环磷酰胺、博来霉素、多柔比星、紫杉醇、多西他赛等），发生放射性肺炎的可能性会明显增加。某些新的靶向治疗药物如吉非替尼（易瑞沙）、厄洛替尼（特罗凯）等与放疗联合应用也会增加放射性肺炎发生的风险。

放射性肺炎的发病机制尚不十分清楚，传统观点认为，放射性肺炎的发生与电离辐射对Ⅱ型肺泡上皮细胞及毛细血管内皮细胞的直接损伤关系密切。而且与损伤后产生的炎症介质所介导的急性免疫反应密切相关。

放射性肺炎通常发生于放疗后 3 个月内，如果照射剂量较大或同时接受了化疗，或遗传性放射损伤高度敏感的患者，放射性肺炎也可能发生于放疗开始后 2 ~ 3 周。接受照射 3 个月后放射性纤维化过程逐渐明显，在照射后半年到 1 年时间内放射性纤维化过程逐步稳定。

放射性肺炎平时要注意远离污染的空气，要避免到人口密集、空气不流通的地方，饮食应以清淡为主，多吃富含维生素的蔬菜以及水果，多喝温开水，以促使体内新陈代谢产物的排出。

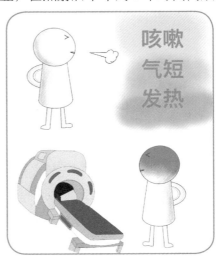

咳嗽
气短
发热

腹部肿瘤

72. 腹部肿瘤模拟定位特点与注意事项

一、胃癌定位特点与注意事项

1. 定位前准备

部分胃切除术后及术前放疗者（肿瘤位于胃食管交界、胃小弯、胃窦）先空腹 4 小时，于定位前 30 分钟饮水 400～500 ml（其中含造影剂碘化醇 5 ml），显影小肠。另于 CT 模拟定位体膜固定前口服 300 ml 半流食（如稠粥），以充盈残胃。

术前放疗肿瘤位于胃大弯者，需使胃保持排空状态，除显影小肠外，不再饮用 300 ml 半流食。

全胃切除术后：因小肠代胃容积有限，可不用或仅少量饮用含造影剂的水。

2. 步骤

（1）患者取仰卧位，身下垫胸腹平板，双手抱肘上抬，置于额头，热塑体膜固定（约胸廓一半至下腹）。

（2）待热塑体膜冷却成形后，激光灯下于体前正中和两侧分别置铅点（尽可能靠近靶区中心）。

（3）行 CT 增强扫描，以更清楚地显示解剖位置；对造影剂过敏、高龄、严重并发症等不适合 CT 增强扫描的患者，仅行平扫，层厚 3 ~ 5 mm。

（4）扫描范围：肿瘤原发于胃中、下 1/3 时，膈上 10 cm 左右至腰 3 椎体下缘水平；胃食管交界或胃上 1/3 时，扫描上界需包括全肺，以准确评估肺受量。

二、直肠癌定位特点与注意事项

CT 模拟定位前 1 ~ 1.5 小时，排空膀胱后间隔半小时左右分次口服泛影葡胺 20 ml+1000 ~ 1500 ml 水，每次 400~600 ml；或者定位前 1 小时排空膀胱后，一次口服 20% 泛影葡胺 10 ml+500 ~ 800 ml 水，目的是显影小肠；并嘱患者服造影剂后至 CT 扫描前憋尿，目的是充分充盈膀胱，避免小肠落入盆腔。定位时垫有孔腹部定位装置，患者取俯卧位，在体表大致确定摆位中心，以层厚 0.5 cm 进行扫描，采集 50 ~ 80 张图像。一般要求进行 CT 增强扫描，但如果患者对造影剂过敏或高龄、有合并症时，也可以进行 CT 平扫。

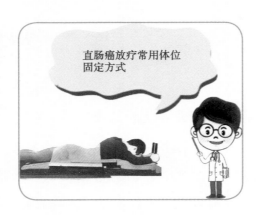

直肠癌放疗常用体位固定方式

73. 腹部常见肿瘤放疗疗程

腹部肿瘤放疗疗程的长短需要视具体情况而定，有的只要几天就可以完成整个疗程，如射波刀治疗、电子线治疗、后装治疗等，有的则需要几周的时间来完成整个疗程，如常规的适形或调强放疗。不同放疗技术每次治疗的时长也不相同，像电子线每次治疗只要 1～2 分钟，加上摆位时间共 3～5 分钟。适形和调强放疗每次要 5～10 分钟才能完成，而像射波刀等立体定向放疗则需要 40～60 分钟的时间。

肿瘤放疗根据治疗目的可以分为根治性放疗和姑息性放疗，这两种治疗的疗程也是不一样的，根治性放疗要达到肿瘤的致死剂量，因此剂量比较大，所以它的疗程一般需要 6～7 周，单次剂量相对低，因为要顾及患者远期生活质量。 姑息性放疗正好相反，放疗的目的是镇痛、止血或者缓解压迫症状，所以治疗疗程比较短，通常 4～5 周便可完成。

74. 放疗前为什么要空腹禁食？

放疗是一种局部治疗，放疗前空腹禁食不是一种常规要求，一些特殊部位的放疗如胃肠道，由于进食后器官的形状位置变化会影响放疗的范围，所以，这种情况就必须空腹，或者每次固定喝 200 ml 液体，使接受放疗的区域保持一种相对固定的状态。

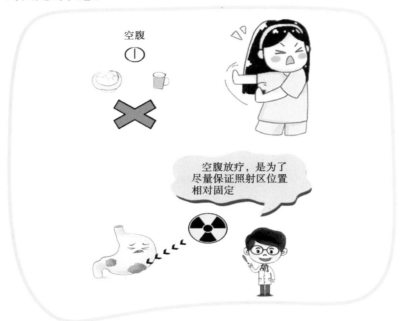

75. 植入金标有什么作用？

射波刀治疗系统是目前治疗肿瘤最尖端的放疗设备，射波刀放疗技术对各种类型肿瘤都有良好的治疗效果，但是，良好的治疗效果是建立在对肿瘤部位精准定位的基础上的，确定准确的位置才能进行精准治疗，所以部分患者在采取射波刀治疗前需在肿瘤周围植入金标，以便在进行射波刀治疗时能够跟踪肿瘤的位置，又快又精准地放疗，那么什么是金标？植入金标有什么作用呢？

金标是纯金粒子，长 5 mm，直径 0.8 mm，当肿瘤周围缺乏易识别的骨性结构时可在肿瘤附近植入供射波刀影像追踪的金标。金标通常在 CT 的引导下植入，属于微创手术。每次植入 3 个金标，可追踪病灶移动，来确认治疗位置。金标植入也有一定的要求：3 个金标不可在同一直线上；金标之间的距离大于 2 cm；金标与治疗靶区的距离小于 6 cm；任意 3 个金标组合之间夹角需在 15° 以上。

植入金标有什么作用呢？射波刀是高精度的放疗技术，通过影像引导，可一次或数次把大剂量的高能放射线照射到肿瘤组织上。如果在影像上不能确定肿瘤的位置，就不能实施高精度治疗。所以，当胸、腹部肿瘤患者由于组织器官很难使用放射线快速区分时，为了显示肿瘤的解剖位置，在治疗前，可在肿瘤周围植入金标，以便在进行射波刀治疗时能够跟踪肿瘤的位置，保证治疗的精度。

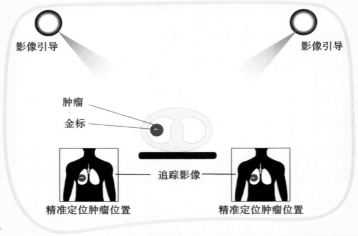

76. 放疗后恶心呕吐食欲不振怎么办?

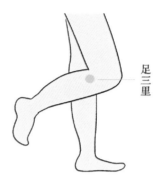

恶心呕吐是放疗常见的不良反应之一，大多数是由放疗引起的胃肠功能紊乱造成。应注意卧床休息，多饮水；少食多餐，多吃易消化、清淡的食物；尽量不要吃过甜、辛辣油腻等刺激性强的食物。如果恶心厉害，可口服维生素 B_6、甲氧氯普胺（灭吐灵）等药物，以减轻恶心。还可用手按压内关穴和足三里穴。也可以应用糖皮质激素如泼尼松、甲泼尼松、倍他米松等来缓解放疗的消化道不良反应，经过治疗仍不能明显缓解的，可以暂停放疗，并进行静脉营养支持。

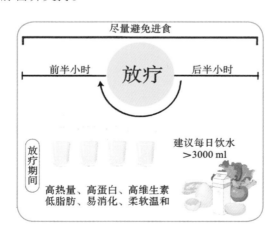

乳腺肿瘤

77. 乳腺肿瘤模拟定位特点与注意事项

大多数肿瘤在放疗前均需行 CT 模拟定位，乳腺癌定位依靠乳腺托架固定患者体位,利用大孔径 CT 模拟定位机进行扫描，以获得肿瘤的影像信息，为放疗奠定基础。其定位特点与注意事项有以下几点：

（1）患者手术刀口必须愈合，且患侧手臂确保上举＞90°。

（2）定位前须将上身衣物、项链、假发等去除，充分暴露乳腺皮肤。

（3）需要增强定位的患者要提前告知医生是否有造影剂过敏史；增强后要观察 20 分钟，无药物不良反应，护士拔针后方可离开。

（4）体位固定时若体位不舒服，要及时与定位治疗师沟通，减少日后治疗误差。

（5）定位时会在患者身上标记定位线，此线是放疗时的重要摆位标记线，务必要保留好;不清晰时及时找定位治疗师描画，切勿自己描画。

（6）定位后要维持好体重，以防体重的变化导致放疗的精确度降低。

（7）治疗期间注意保暖，避免感冒。

（8）定位直至治疗结束后要持续进行上肢的功能锻炼，防止肌肉纤维化。

（9）放疗期间患者要提高蛋白质的摄入量，多吃新鲜的蔬菜水果，少吃辛辣刺激的食物，保持良好的心态。

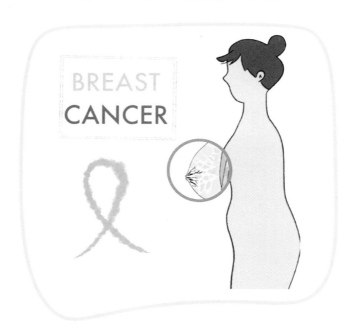

78. 乳腺肿瘤放疗常见不良反应和处理

（1）最常见的不良反应是疲劳。疲劳感会大大影响患者的生活质量，因而我们提倡放疗患者一定要保证充足的休息时间。放疗患者每天晚上睡眠时间应该至少达 8 小时，日间要午睡。同时要配合轻度锻炼，可以通过散步、快走等活动来增强精力。

（2）放疗后可能引起吞咽时胸骨后疼痛。部分患者接受放疗时需要照射锁骨上下区，在放疗后的 7 ~ 15 天，容易出现吞咽时胸骨后疼痛。如果发生了这种情况，患者应该吃一些质软易吞咽的食物，严禁刺激性食物。对于部分疼痛剧烈的患者，饭前可含服 2 % 利多卡因及服用地塞米松，每日 3 次，一般 5 ~ 7 天，疼痛症状就会消失，不必中断放疗。

（3）食欲减退。放疗和化疗都容易引起患者的食欲减退，我们建议患者可以在身旁常备一些健康的小吃，以少食多餐的形式保证营养充足。在饮食结构上，多吃高蛋白食物及富含 B 族维生素和维生素 C 的蔬菜水果，同时注意食物应该便于吞咽消化。乳腺癌患者的饮食并无特别的禁忌，但良好的饮食习惯能起到补充营养、修复损伤细胞和组织的作用，促进早日康复。

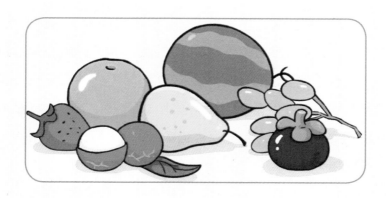

（4）皮肤破损。放疗可能导致皮肤破损。照射区皮肤常见的反应有红、肿、痛、发痒等，处理不当容易形成破溃、渗液、感染；晚期反应表现为萎缩、纤维化。皮肤损伤且有少量渗液时，可暴露渗液处皮肤，在干燥的环境下加速其愈合。如果皮损严重或有感染迹象时，应及时就医。应尽可能保持照射区皮肤的清洁干燥，减少照射区皮肤的冲洗，避免使用各种清洁用品，特别是碱性肥皂，禁止用力擦洗，避免阳光暴晒和冷热刺激。注意选择柔软的内衣，不要穿得过紧，衣领不要过硬。皮肤感到瘙痒的话可用手轻拍瘙痒部位，切勿用手搔抓，否则会导致皮肤破溃感染，长期不愈。对于湿性皮炎局部渗出性皮肤反应，可暴露皮肤损伤区，使其干燥愈合。如果出现大面积皮肤破损，要停止放疗并进行对症处理。

（5）有些患者会出现白细胞、血小板或者红细胞下降。放疗期间，患者要每周检查血常规，如果发现中性粒细胞和血小板低于安全水平，应该延迟放疗。通常我们会发现患者骨髓抑制程度并不显著，可以通过口服一些升白细胞或血小板的药物来提升白细胞和血小板水平，也可以多吃一些补气血的食物。

（6）放射性肺损伤。急性放射性肺炎虽然是危害性较大的并发症，但在乳腺癌的辅助放疗中发生率很低。如果患者半年内有放疗病史并且出现不明原因的发热、胸闷、咳嗽，需要警惕急性放射性肺炎的发生，及时寻找专业的医生诊治。

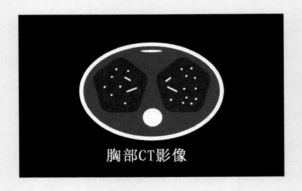

胸部CT影像

（7）乳房水肿疼痛。保乳术后全乳腺放疗患者在放疗后期和放疗结束后几个月内可能会有乳房水肿疼痛，乳房较大者尤为明显。患者洗澡时用力搓洗乳房皮肤会加重水肿，故应避免用力搓洗。轻者无须处理，重者可予镇痛治疗，或短时间激素消肿治疗。

（8）左乳腺癌放疗出现心脏损伤的风险较高。具体表现为胸闷心慌、胸痛，心肌酶谱检查异常。年纪轻、左乳腺癌放疗、同时应用蒽环类化疗药物或者赫赛汀靶向治疗的患者出现心脏损伤的风险较其他患者高。由于目前精确放疗技术逐渐成熟，已大大降低了放疗后心脏损伤的概率，所以不要过于惊慌。但如发生心脏损伤，应及时就医。

（9）要进行适时、合理的上肢功能锻炼。乳腺放疗可能出现淋巴水肿，早期表现为上肢发紧、发胀、发沉，患侧上肢周径增粗；后期可出现明显的胀痛、活动受限，容易并发软组织蜂窝炎。出现水肿后，早期应积极处理，如保护患侧上肢皮肤，避免外伤、过热及静脉穿刺等操作，要进行适时、合理的上肢功能锻炼，避免过度锻炼，也可抬高上肢，请专业人士按摩，使用弹力袖带等。

79. 乳腺癌放疗为何有两个模具（头部 + 胸部）?

乳腺癌放疗时，有的患者可能会注意到有的人只有胸部的模具，而有的人则有两个模具（头部＋胸部），这有什么区别呢？

放疗的模拟定位是高度个体化的，都是根据每个人的疾病情况制订的方案。模具的作用是固定被照射的部位，并在治疗时保持体位的重复性。乳腺癌常见的放疗照射范围为患侧胸壁、内乳淋巴结区、腋窝淋巴结区和锁骨上下淋巴结区，放疗模拟定位制作模具时，医生会根据患者的病情治疗进行选择。联合乳腺托架，胸部模具的固定范围一般包括患侧胸壁、内乳淋巴结区和腋窝淋巴结区，头部的模具是针对锁骨上淋巴结区，同时头偏向健侧对颈部和头部有保护作用，对于锁骨上淋巴结区没有被侵犯的患者，不需要对这一区域进行照射，因此不需要头部的模具固定。

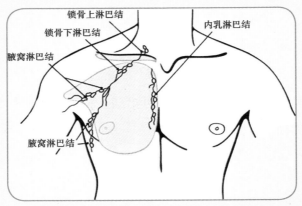

放疗方案都是个性化定制的，同样是乳腺癌也可能个体差异很大，放疗期间需要保持良好的心态，遵从医嘱，积极配合治疗。

80. 放疗期间皮肤放疗急性反应怎么办？乳腺瘤放疗的皮肤护理有哪些？

根据 2020 年国家卫生健康委员会最新颁布的《职业性放射性皮肤疾病诊断》，急性放射性皮肤损伤是指身体局部受到一次或短时间（数日）内多次大剂量外照射所引起的急性放射性皮炎及放射性皮肤溃疡。按损伤轻重分为以下几种情况。

Ⅰ度损伤：表现为受照射部位毛囊丘疹、暂时脱毛。护理：密切观察受照射部位毛发脱落及毛囊丘疹的表现及变化。

Ⅱ度损伤：表现为脱毛、红斑。护理：密切观察红斑出现的时间以及颜色、范围的变化，观察皮肤瘙痒、灼热、灼痛的变化，以及皮肤有无干燥、脱屑、脱毛等症状。避免皮肤遭受摩擦、搔抓等机械性刺激。输液时避开皮肤损伤部位。

Ⅲ度损伤：表现为红斑、烧灼感、二次红斑、水疱。护理：密切观察受照射局部红斑色泽变化，瘙痒、烧灼感、肿胀及疼痛程度。出现小水疱时，注意保护好水疱，防止破溃，让其自然吸收、干瘪；当小水疱融合成大水疱且水疱张力逐渐增大时，可在无菌条件下抽出疱液并加压包扎。发现疱液浑浊且周围有明显的炎性反应或水疱已破溃时，要剪除疱皮，以防加重感染。

Ⅳ度损伤：表现为红斑、麻木、瘙痒、水肿、刺痛、二次红斑、水疱、坏死、溃疡等。护理：密切观察红斑、水疱、溃疡、组织坏死的范围及程度。对于小于 3 cm 的溃疡面，遵医嘱使用抗感染、促进上皮细胞生长的药物局部湿敷，并给予镇静、止痛药物控制疼痛；坏死、溃疡超过 3 cm 者，用 0.9% 生理盐水交替局部冲洗，必要时清创。

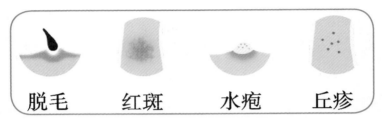

Ⅲ度、Ⅳ度损伤者，有条件时最好安置在保护性隔离环境中，实行全环境保护。

治疗：

Ⅰ度放射性皮肤损伤、Ⅱ度放射性皮肤损伤或Ⅲ度放射性皮肤损伤、Ⅳ度放射性皮肤损伤在皮肤出现水疱之前，注意保护局部皮肤。必要时可用抗组胺类或皮质类固醇类药物。

Ⅲ度放射性皮肤损伤、Ⅳ度放射性皮肤损伤出现水疱时，可在严密消毒下抽去水疱液，可选用有效抗菌外用药物，结合使用含维生素 B_{12} 的溶液及抗菌敷料覆盖创面，加压包扎，预防感染。

Ⅳ度放射性皮肤损伤，水疱破溃形成浅表溃疡，可使用含维生素 B_{12} 的溶液外敷，预防创面感染。如创面继发感染，可根据创面细菌培养的结果，采用敏感的抗生素药物湿敷。进入恢复期后适时手术。

乳腺癌放疗皮肤护理：

放疗开始后 2 ~ 3 周，皮肤可出现干燥、发红、烧灼感、色素沉着、汗毛脱落、红斑、水肿等放射性干性皮肤反应。严重时可出现水疱、溃破等湿性皮肤反应。皮肤皱褶处反应会较重，如胸壁近腋窝处、乳腺下皱襞处、锁骨上皮肤皱褶处。注意保持放疗区皮肤清洁、干燥，标记线清晰。做好个人卫生，穿宽大、柔软的全棉内衣，勤剪指甲，不随意摩擦或者搔抓敏感部位，避免摩擦放疗区皮肤。禁用肥皂和沐浴露清洁放疗区皮肤，不要使用过烫的水，勿用碘酒及乙醇等刺激性消毒剂。未经过医生同意，不要在放疗区皮肤自行涂抹各种药粉、药膏及护肤霜，更不要让放疗区的皮肤在阳光下暴晒。如果出现破溃，也无须过分紧张，遵医嘱针对局部情况采取相应措施避免感染及促进愈合即可。

81. 放疗时模具下面的那块"皮"是什么？

　　部分患者在放疗时会在模具上粘贴或直接在体表放置一块柔软的"皮"，那么为什么要放这块"皮"？它又是什么材质呢？

　　当放射线作用于人体时会产生"建成效应"，放射线进入人体组织后经过一定的组织深度才能达到最大剂量，表浅区域的组织（例如皮肤）所受剂量会相对较低。在照射深部肿瘤组织时，这种效应在一定程度上可以起到保护皮肤的作用，但是对于表浅部位（如耳朵、眼睛、会阴）的肿瘤及乳腺瘤根治术后的放疗而言，建成效应的存在反而对治疗起到了反作用。因此在这种情况下就需要人为地增加照射区的厚度，将最大剂量提高到需要治疗的表浅部位以达到治疗的效果，这时就会用到我们所说的那块"皮"，也称组织补偿物。

组织补偿物的密度与人体组织相近，能模拟人体组织与放射线的相互作用，可选用材料一般有硅胶、橡皮泥、凡士林、石蜡和低温热塑板等。每种材料都有各自的属性和适用情况，其中使用最广泛的是硅胶材质，其密度均匀，质地柔软有弹性。将组织补偿物置于模具和身体间，不仅可以使组织补偿物与皮肤紧密地贴合在一起，使剂量分布更加均匀，还可减少每次治疗时的误差。

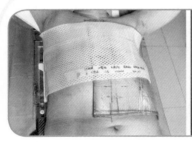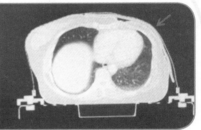

乳腺癌根治术后放疗患者在患侧胸壁处放置组织补偿物

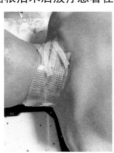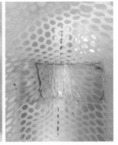

颈部表浅部位放疗患者使用组织补偿物

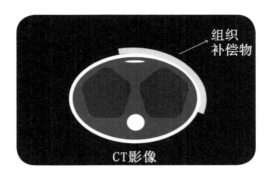

组织
补偿物

CT影像

82. 乳腺癌放疗标记线的护理

　　放疗是利用放射线的电离辐射作用杀灭肿瘤细胞的一种局部治疗方法，在乳腺癌治疗中占有重要地位，与外科手术相辅相成，已成为乳腺癌局部治疗的重要手段，且发挥着越来越大的作用。乳腺癌放疗前，医生会介绍放疗目的、治疗安排、治疗计划，首先要进行放疗定位，确定放疗部位的准确位置和范围。乳腺癌放疗定位时，医生会在患者身体上用记号笔做一些标记线，这些标记线是进行身体再次固定的重要标志，用于保证放疗位置的准确性，十分重要。在整个放疗疗程期间，皮肤上标记的红色十字线不可以擦掉或洗掉，以避免增加不必要的麻烦。标记线的颜料在患者出汗、衣服摩擦、洗澡等情况下容易消失。所以在放疗过程中不能洗澡，并且每天自己观察标记点线是否清晰可辨。如标记线变淡应主动找医生描记，不可自行随意描画、涂改，以免出现偏差导致无法继续放疗，需重新定位，以保证治疗准确。

为提高患者的就医体验，提供人文关怀，除常规的护理方法外，还可以由医生用矩形透明敷料外贴于照射野标记线，具体操作为医生用无菌棉签在定位后，轻轻擦拭放射液标记线周围，根据标记线长度和宽度选择多块无菌透明敷料，标记线中心点与无菌透明敷料中心相对应。透明敷料拥有特殊的分子结构，具有良好的潮气通透性。该薄膜是无孔的，因此可避免衣服对标记线的摩擦，同时具有防水功能，能保持局部干燥，避免沐浴导致标记线脱落，减少标记线描绘次数，降低医生工作量，同时降低患者治疗费用，延长乳腺癌放疗标记线的使用时间。

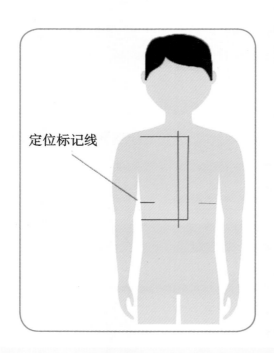

定位标记线

83. 皮肤保护药是在放疗前涂抹还是放疗后涂抹？

通常在放疗开始前 2 小时或放疗结束后 2 ~ 3 小时涂抹皮肤保护药。放疗前 2 小时内避免涂抹任何润肤膏或皮肤保护剂。

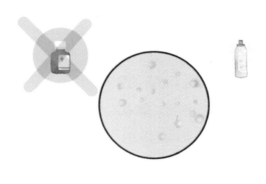

84. 手术后放疗期间，手臂该如何锻炼？

乳腺癌手术后并发症以患侧上肢功能障碍最为常见，总发生率为 36% ~ 65%。乳腺癌手术时由于清扫腋窝淋巴结，会损伤腋下及上臂的内侧淋巴管，导致淋巴引流不畅而使上肢淋巴水肿，腋窝长期积液，轻度感染，会使残留的淋巴管进一步被破坏，而导致上肢继续水肿。而反复感染也会造成锁骨下及腋静脉阻塞，导致重度水肿发生，肩关节的活动受限是由于上肢的淋巴水肿影响到了上肢的活动，上肢活动减少又会增加上肢淋巴水肿的危险性，从而形成一个恶性循环。手术后伤口愈合不良也是一个原因。因为患者伤口愈合不良，患者的功能锻炼就不能正常地进行，或者是有些患者不敢进行上肢锻炼，害怕影响伤口的愈合，这样就会影响上肢的功能恢复，导致肩关节不同程度的活动受限。

其次是放疗体位的要求，患者放疗时需仰卧于乳腺托架上，患侧上臂外展 90°。患者术后往往由于皮肤牵拉变紧、伤口疼痛等原因使肢体活动受限。功能锻炼可促进上肢的活动，使上肢尽快达到摆位的要求，以利于放疗的顺利进行。

最后是预防胸壁的纤维化，随着放疗的不断进行，放疗皮肤会出现萎缩、变硬等皮肤纤维化表现，功能锻炼可预防和缓解放疗引起的胸部皮肤纤维化，因此，手臂功能锻炼尤为重要。

手臂功能锻炼的步骤如下。

（1）局部按摩：患者用对侧手掌轻轻按压胸部皮肤的上下左右，推动皮肤进行按摩，遵循外上象限、外下象限、内下象限、内上象限的顺序，促进皮肤局部的血液循环，放松皮肤。

（2）手臂摇摆：身体前倾，患侧手臂自然下垂，肩部发力使其向前、向后及两旁绕圈，并逐渐增加摇摆的幅度和绕圈的范围，活动程度以逐渐加大、不产生疼痛为度。

（3）推肘运动：用对侧手托住患侧上臂缓慢上抬，以增加手臂抬高的幅度。

（4）拉肘运动：双手交叉放于颈后，打开手肘和肩部平行，再把两侧手肘拉向前直至互相触碰。

（5）爬墙运动：面壁而立，双手扶墙，手指沿墙向上移动，直至伤口拉紧或感到轻微痛感为止，在墙上做记号以便检查进度，不断上抬以松弛皮肤。

（6）手臂后举：双手于背后握住毛巾两端，健侧手臂向上拉动术侧手臂。

（7）绳索运动：将绳系于门把手上，手持绳子尾端纵向顺时针、逆时针摆动手臂，并逐渐增加摆动范围。

（8）外展运动：双手握拳，双上肢做向上平举外展运动，重复多次，然后双手手指交叉，置于脑后，两肘努力向后震动，使胸部皮肤拉紧，一张一弛。

在日常生活中，我们还可利用器械、全身有氧运动及居家训练等方式进行功能锻炼，如步行、做瑜伽、打太极拳等，居家的常见训练方式有洗漱、梳头或从事一些轻体力家务劳动，还可通过一些小游戏进行训练，如用小皮球来做手部的抓握及抛球训练，用跳绳做摇摆练习等，不仅可以改善上肢的运动功能，还能提高心肺功能，缓解放疗不良反应，改善情绪低落。有氧运动的强度可通过测量心率来控制，运动适宜心率 =170- 年龄。

锻炼的原则一是动作到位，劳逸结合，避免过度劳累。锻炼中动作不要过大过猛，否则影响伤口愈合，也不要过小或不到位，达不到锻炼的效果。二是制订计划表，循序渐进，记录每天锻炼情况，逐步增加锻炼动作及活动量。增加动作时不增加量，加量时不加动作，最终达到功能锻炼的要求，如患肢能绕过头顶，手能摸对侧耳。三是特殊情况时可酌情减少或延缓锻炼时间，但不可停止练习。

术后患肢抬高，增加淋巴回流。

卧位时术侧手臂垫小枕抬高

避免术侧手臂长时间下垂，避免走路大幅甩手

1.局部按摩

2.手臂摇摇

3.推肘运动

4.拉肘运动

5.爬墙运动

6.手臂后举

7.绳索运动

8.外展运动

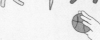

日常生活中，可以利用步行、瑜伽、打太极拳等，居家训练方式如洗漱、梳头，或通过握球、抛球等训练，改善上肢运动功能，提高心肺功能，缓解放疗不良反应，改善情绪低落等问题

妇科与泌尿生殖系统肿瘤

85. 妇科与泌尿生殖系统肿瘤模拟定位特点与注意事项

一、模拟定位概述

盆腔部位模拟定位包含体位固定和影像采集两个阶段。体位固定阶段：采用专用模具固定患者的体位，以保证治疗时体位的稳定性和可重复性；影像采集阶段：在放疗前，通过 X 线模拟定位机、CT 模拟定位机或 MR 模拟定位机，采集患者治疗部位的影像，确定需治疗的肿瘤部位并做标记的过程，为后续放疗计划的实施做准备。

二、体位固定和影像采集前注意事项

（1）尽量穿易穿脱的衣服，衣服上不含金属部件。

（2）部分患者需憋尿，各项治疗前 40 分钟排空膀胱及直肠，饮 800 ml 水后开始憋尿，使膀胱充盈，减少膀胱照射体积，憋尿可降低放疗期间膀胱不良反应出现的概率。

（3）模拟定位当天可以正常饮食，但不要吃得过饱，建议饮食时间和定位时间相隔 1 小时以上。

（4）无法配合的儿童，须用镇定剂使其入睡后方可进行定位；年纪较大的患者，需有亲属陪同定位。

（5）影像采集前去除身上所有金属及磁性物品，如：

①手表、戒指、项链、发夹、钥匙等；

②信用卡、银行卡等磁性卡片；

③假牙、助听器等，如有心脏起搏器请提前告知；

④徽章、硬币、圆珠笔、钢笔等；

⑤移动电话；

⑥其他金属物品。

三、体位固定阶段注意事项

体位：一般采用俯卧位或仰卧位，可根据病情需要选择重复性好的体位。仰卧位时，为避免双手遮挡治疗部位，双手一般上举至额头并抱肘，对于上举不太方便的患者也可将双手置于胸前；俯卧位时，双手前伸至头顶。

模具一般选择热塑网膜或负压真空袋，对于有憋尿或排空肠道要求的患者，体位固定前须按照要求准备。

体位固定完成后，会在身体两侧画标记线，注意保持标记线清晰，不清晰时请及时联系医生。

定位制作好的模具需妥善保管，切忌挤压卷曲，模具遇高温和挤压易产生形变。

四、影像采集阶段注意事项

（1）工作人员会再次确认患者身上有无金属物品。

（2）CT模拟定位机或者MR模拟定位机是一个圆形的空间，被检查者可能会有压抑感，而且设备工作时会产生一些噪声，不必紧张和惊慌。如有问题或者身体感到不适时，只要举手或按响手中报警器，工作人员会立即进来处理。

（3）年纪大的患者、儿童、意识不清者可以由家属陪同入内定位检查，由于无辐射性，对陪同者并无任何伤害。

（4）定位过程中放松，不要鼓肚子，配合医生采取合理的体位姿势。

（5）定位时间一般为 10 ～ 30 分钟不等。

五、模拟定位后注意事项

（1）定位完毕后，若有皮肤发痒、起疹子、恶心、呕吐等身体不适的情况，请立即告知医护人员处理。

（2）保证体表的标记线清晰准确，不清楚的时候，要找医生，不要自己描画。

（3）在放疗的过程中，保证体重不要有明显变化，若变化过大，则需要重新定位，重新制订放疗计划。

（4）禁止用力或用沐浴乳等擦拭 CT 模拟定位点（3 个十字线）。

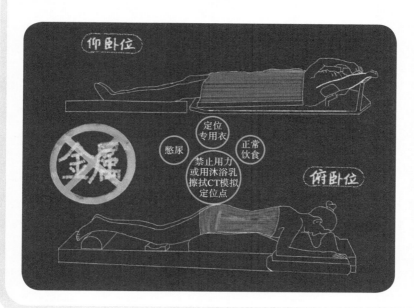

86. 妇科与泌尿生殖系统肿瘤放疗常见不良反应和处理

一、放射性直肠炎

放射性直肠炎是妇科肿瘤以及其他盆腔部位的恶性肿瘤放疗后出现的一种并发症，常见部位为直肠和乙状结肠，其临床表现主要为腹泻、腹痛和便血等，严重者甚至会出现肠梗阻、肠穿孔。

如果出现了放射性直肠炎该如何护理？

（1）保持大便通畅，养成良好的排便习惯，排便时尽量不要玩手机、阅读等，缩短排便时间。

（2）保持肛门及会阴部清洁干燥，穿宽松内裤。症状明显者，可在肛门、会阴部热敷以减轻症状，遵医嘱口服或经肛门应用消炎药物。

（3）饮食以少纤维、易消化的食物为主，禁食辛辣刺激性食物，应多摄入高热量、高维生素、低脂及产气少的食物，如胡萝卜、菠菜等，既润肠又补充维生素。

（4）疼痛明显者，可遵医嘱用吲哚美辛栓（消炎痛栓）镇痛。症状严重者，应告知医生暂停放疗，并大剂量应用维生素、静脉输液补充营养，应用肾上腺皮质激素、抗生素，以减轻局部炎症反应，促进恢复。

（5）治疗时积极配合医护人员与治疗师，在放疗摆位时一定不要随意移动，治疗时一定要保持好姿势，避免治疗位置产生偏差，使正常组织如直肠黏膜受到过多的照射剂量，损伤直肠黏膜。

二、放射性膀胱炎

盆腔肿瘤的放疗过程中，盆腔部的正常组织与器官难免会受到放射线的照射，其中膀胱是较容易受到照射的器官之一。虽然膀胱黏膜的放射敏感性明显低于膀胱附近的肠道黏膜，但膀胱在受到较大剂量的照射后，可能会发生放射性膀胱炎，表现为膀胱充血、水肿、溃疡及尿频、尿急、尿痛等。在盆腔肿瘤以及子宫颈癌患者的放疗中放射性膀胱炎的发生率为 2.48% ～ 5.60%，多出现于放疗后 4 ～ 6 周。

如果出现了放射性膀胱炎该如何护理？

（1）保持良好的心理状态，积极配合医护人员进行放射性膀胱炎的治疗。

（2）内裤要勤换洗，保持外阴部及尿道口的清洁，病菌十分容易在受损的部位滋生。因此，每次放疗前用过氧化氢冲洗阴道能达到局部清洁灭菌、去污、除臭的效果，以减少膀胱不良反应的发生。

（3）在饮食方面，禁食辛辣刺激性食物如辣椒、芥末等，应多摄入高蛋白、易消化、高维生素的食物如鸡蛋、牛奶等，以增强免疫力。

（4）多饮水，多排尿，水进入体内形成尿液可以充当膀胱冲洗剂，可以在一定程度上保持膀胱的清洁。也可遵医嘱饮用金钱草冲剂等中药制剂。

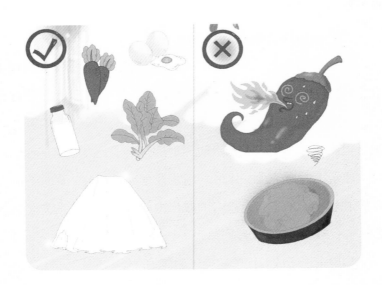

三、放射性阴道炎

女性患者在放疗期间，可能会出现阴道黏膜反应，如外阴瘙痒、分泌物增多，阴道皮肤黏膜潮红、水肿以及疼痛等，严重时可引起阴道萎缩和粘连，甚至阴道闭锁，这就是放射性阴道炎。

如果出现了放射性阴道炎该如何护理？

（1）放疗时，要保持局部干爽。内裤应选用棉质、宽松的，避免穿过于紧身的内裤增加摩擦。

（2）保持会阴部清洁、干燥，避免冷热敷，禁用肥皂擦洗，切忌用手撕剥脱屑，防止感染。

（3）采用 1 : 5000 的高锰酸钾溶液，每天冲洗 1～2 次，温度不得超过 41 ℃，防止粘连，阴道大出血的患者禁冲洗。

四、放射性皮炎

皮肤反应常出现于外阴部，腹股沟、骶尾部等潮湿及皱褶、黏膜处，一般分为干性和湿性两种。干性皮炎表现为皮肤瘙痒、色素沉着、脱皮等；湿性皮炎表现为湿疹、水疱，严重者出现糜烂、破溃。

如果出现了放射性皮炎该如何护理？

（1）穿棉质、宽松的衣服，保持皮肤和外阴的干燥清洁，禁用热水坐浴，忌摩擦，不建议患者使用任何洗涤用品，照射野的位置不能使用胶布。

（2）出现瘙痒症状后禁止搔抓，如瘙痒难忍时可轻轻拍打皮肤止痒，使用保湿剂、抗组胺药物、芦荟等，或涂抹 0.2% 冰片淀粉，如有局部的皮肤破溃，可将维生素 B_1 注入 500 ml 的生理盐水中用无菌纱布湿敷。

（3）局部皮肤可遵医嘱涂抹软膏。干性放射性皮炎脱皮患者可使用保湿霜（含有透明质酸或金盏花的产品），行坐浴；湿性放射性皮炎脱皮患者可使用水凝胶敷料，有感染者口服抗生素；溃疡时行伤口护理。

五、骨髓抑制

骨髓抑制是指骨髓中血细胞前体的活性下降，表现为白细胞、粒细胞、血小板等的生成减少。

如果出现了骨髓抑制该如何护理？

（1）放疗期间应每周复查血常规，轻度下降可口服升白细胞药物，严重时中止放疗，进行升白细胞治疗。

（2）多休息，避免疲劳，加强营养。

（3）血小板减少时应减少活动，预防损伤，防止便秘，增加拔针后按压时间。

六、放射性骨损伤

放射线造成骨细胞坏死、脱钙，干扰骨有机质代谢，损伤骨的营养血管等，引起骨质疏松、疼痛、病理性骨折、放射性骨坏死等表现，称为放射性骨损伤。

如果出现了放射性骨损伤该如何护理？

（1）食用富含钙和蛋白质的饮食。

（2）适当运动，但要注意防止发生病理性骨折。

87. 妇科与泌尿生殖系统常见肿瘤放疗疗程

一般妇科与泌尿生殖系统常见肿瘤的放疗频率为一周 5 次，周末休息。

一、宫颈癌及子宫内膜癌放疗疗程

宫颈癌的放疗主要分两大部分：一部分为外照射治疗，另一部分为腔内照射治疗。外照射治疗是采用精准放疗的一种技术，照射 25 次左右，根据患者病情适当增加照射次数，一般需要 5 周时间完成外照射治疗；腔内照射治疗（将模具置入患者腔内，进行照射治疗）一般是在外照射治疗结束后进行的，一般一周照射 1～2 次，一共照射 3～6 次。

二、膀胱癌放疗疗程

（1）膀胱癌的根治性放疗推荐剂量为 60～66 Gy，整个疗程不超过 7 周。放疗日程：剂量为 50～55 Gy，分 25～28 次完成（＞4 周）；剂量为 64～66 Gy，分 32～33 次完成。

（2）术前新辅助放疗一般放疗剂量为 40～45 Gy，须 4～5 周完成。

（3）姑息性放疗一般采用大分割剂量方案：剂量为 30～35 Gy，分 10 次，约 2 周完成；剂量为 30 Gy，分 5～6 次，2～3 周完成。

三、前列腺癌放疗疗程

前列腺癌放疗分为常规放疗和新型放疗。前列腺癌常规放疗一个疗程为 20 ～ 25 次。新型放疗的方法一般有三维适形放疗、螺旋断层放疗，比常规放疗的时间短，一个疗程为 10 ～ 14 次。

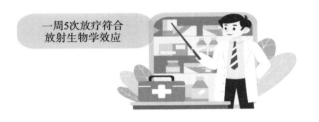

一周5次放疗符合放射生物学效应

88. 放疗为什么要憋尿？为什么放疗前要排空大便？

在盆腔放疗中，由于膀胱邻近临床靶区，憋尿后有助于提高患者放疗时膀胱充盈的稳定性，充盈的膀胱能将小肠向腹腔方向推挤，使部分小肠远离照射范围，对危及器官的保护性更好，同时使治疗靶区位置相对固定，提高患者的治疗效果，减少放射性肠炎、放射性膀胱炎等并发症的发生。

盆腔放疗中，排空大便可以使直肠处于较小的体积，使直肠受照量较小，让照射野精准，减少受照偏差，从而减少对邻近组织器官的损害，减少放射性直肠炎的发生。

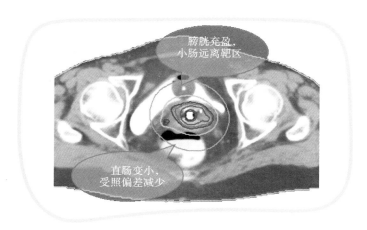

89.近距离治疗（后装治疗）期间注意事项

近距离治疗即后装治疗，是将放射源施用器放置于人体管腔内瘤体表面或用针插植到瘤体内，通过计算机控制系统，使放射源直接在瘤体表面或瘤体内进行放疗。后装治疗包括腔内、管内、组织间插植，术中置管及模型敷贴五种类型。

治疗期间患者应放松心态，保持乐观情绪，积极配合，确保顺利完成治疗。治疗前排空大小便，减少膀胱直肠受照射剂量，从而减少放射性膀胱炎及直肠炎的发生。进入机房后，工作人员可通过监控及对讲机观察及了解患者的治疗情况，在此期间如有不适，患者也可主动示意工作人员。

治疗期间保持会阴部清洁，每日冲洗阴道 1～2 次，及时清除脱落坏死组织，预防感染，防止粘连。放疗结束后半年内每日进行阴道冲洗，减少炎症反应，预防阴道粘连。放疗期间多注意休息，加强营养，多饮水，多吃蔬菜水果，少吃生冷食物，忌辛辣等刺激性食物，忌烟酒。保持外阴皮肤清洁干燥，穿棉质内裤，不可涂碘酊、酒精等刺激性药物。不热敷，不贴胶布，不用碱性大的肥皂清洗外阴。患有痔疮的患者治疗期间容易复发，尽量减少站立和坐位时间，便后用热毛巾热敷肛门，可遵医嘱用痔疮药。

性生活指导：治疗时宫颈局部可有不同程度的出血坏死，阴道也可有水肿充血狭窄等放疗反应，治疗结束后短时间内放疗反应仍会存在，如果此时进行性生活会给患者带来痛苦，并加重放疗反应。一般在放疗结束后医生会根据患者的恢复情况，指导患者恢复性生活。

不要忽视定期复查：放疗结束后遵循医嘱定期复查，如出现腹泻、血便、尿频、尿痛等症状，及时去医院复查诊治。

后装治疗期间注意事项

治疗前
放松心态，保持乐观情绪，排空大小便，减少膀胱直肠损伤

治疗期间
多注意休息，加强营养，每日冲洗阴道1～2次，多吃蔬菜水果，忌生冷、辛辣等刺激性食物，保持外阴皮肤清洁干燥

治疗后
遵医嘱，定期复查，半年内每日进行阴道冲洗，减少炎症反应，如出现腹泻、血便、尿频、尿痛等症状，及时去医院复查诊治

骨与软组织肿瘤

90. 骨与软组织肿瘤放疗模拟定位时须考虑的因素与注意事项

骨与软组织肿瘤可以发生在身体的任何位置，因此放疗模拟定位没有固定的方式。对于发生在头颈部、胸壁、胸腔、腹盆腔的肿瘤，模拟定位的方式可以参考相应部位的其他肿瘤；而对于发生在四肢的肿瘤，模拟定位的方式就非常复杂了。

首先，需要经验丰富的临床医生、放疗技师、定位治疗师一起商议后决定如何摆放患者的体位，摆位时须考虑的因素：

（1）需要照射的部位是否充分暴露，尽量远离正常组织结构。

（2）摆位尽量满足照射野方向的需求，既要保证充分的回流带，又要避免直射其他正常组织器官，比如下肢放疗时避免对侧受到照射，上肢放疗时避免躯干或头部受到照射。

（3）患者的体位是否舒适，能否坚持整个放疗过程，以及摆位能否有良好的重复性。

在确定好摆位方案后，就要选择合适的体位固定方法。可以选择真空垫、乳腺托架，以及直接在肢体上画标记线等，有时甚至需要多种固定方式相结合。

摆位时的注意事项：

（1）肢体的活动范围非常大，除了常规的头脚、左右、腹背方向的移动外，还有肢体的开合、沿着长轴方向的旋转以及各关节的屈伸等，良好的固定方式需要将上述所有可变因素均做固定处理。

（2）由于可能出现特殊的体位以及非常规的固定装置，参与治疗的所有工作人员以及患者家属要牢记所有模拟定位的特征，最好拍照留存，以免遗忘细节。

（3）需要放疗的部位最好能悬空，因为软组织与周围固定装置相互挤压产生的变形也是导致放疗偏差的重要原因。

另外还需要注意，对于发生在皮肤上的肉瘤（比如隆突性皮肤纤维肉瘤、浅表性平滑肌肉瘤等）以及侵犯皮肤的肉瘤，摆位时需要增加一块像皮一样的组织补偿物。

91. 骨与软组织肿瘤的放疗常见不良反应和处理

骨与软组织肿瘤有许多组织病理学亚型，可以生长在身体的任何部位。放疗是肢体和躯干的软组织肿瘤重要的局部治疗方式。大部分放疗的不良反应是可控的、较轻的。现代放疗的严重不良反应发生率非常低。

一、急性并发症

（1）皮肤及皮下组织的放射性红斑、水肿、干性或湿性放射性皮炎。

（2）伤口不愈合、感染和坏死。

（3）皮瓣剥脱。

（4）局部感觉异常或疼痛。

二、晚期不良反应

（1）不同程度的皮肤及软组织的纤维化或溃疡。

（2）血管的狭窄、纤维化和闭锁。

（3）外周神经损伤及部分功能的丧失。

（4）放射性骨髓炎、骨折。

（5）关节功能的障碍。

（6）肢体的淋巴水肿。

三、如何预防或治疗放疗不良反应

1. 恶心、呕吐

恶心、呕吐是由于放疗引起胃肠功能紊乱导致的。出现症状时卧床休息，多饮水，少吃多餐，吃清淡、易消化的食物，也可口服维生素 B_6、甲氧氯普胺（胃复安）等

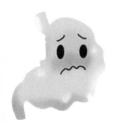

药物。食欲不振可服用开胃药或开胃食物如陈皮、山楂等。

2. 白细胞减少

放疗时骨髓内的造血细胞的分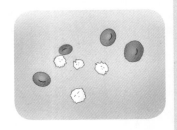
裂增殖受到抑制，导致白细胞、血
小板减少，晚期出现贫血的症状。
如果出现白细胞 $< 3 \times 10^9/L$，血小
板 $< 70 \times 10^9/L$ 时应暂停放疗，进

行升血细胞治疗，血常规检查正常后再开始治疗。放疗期间每
周应检查血常规 1 次。白细胞太低时，可用升白药（利血生、
维生素 B_4）或升白针；出现严重贫血症状可考虑成分输血。

3. 皮肤问题

接受放疗的一些患者会出现皮
肤干燥、瘙痒、起疱或脱皮。这些
不良反应一般取决于接受放疗的部
位。治疗结束后几周，皮肤问题通

常会逐渐消失。放疗期间应穿宽松、棉质的衣服，避免碰到放
疗部位。皮肤损伤严重者，如局部破溃可涂湿润灼伤膏，局部
喷雾，并暂停放疗。皮肤损伤十分严重者，可能需要改变治疗
计划。

4. 全身反应

放疗患者可能会一直感到疲劳或疲惫。疲劳程度通常取决

于治疗计划。例如，放疗联合化疗可能会导致患者更加疲劳，表现为一系列的功能紊乱与失调，如精神不振、食欲下降、身体衰弱、困倦、恶心呕吐、食后胀满等，轻微者可不做处理，重者应及时治疗，结合中医中药，提高机体的免疫力。保持适量的体力活动可以帮助缓解与癌症相关的疲劳；控制压力和治疗抑郁和焦虑往往可以减轻疲劳，如多听舒缓的音乐、进行冥想或者做瑜伽等；提高睡眠质量，按时入睡，均衡的作息也可以帮助消除疲劳。

5. 黏膜反应

表现为口腔黏膜红肿、红斑、充血，分泌物减少。口干，稍痛，进食略少。此期应保持口腔清洁，饭后用软毛牙刷及含氟牙膏刷牙，应进软食，勿食过冷、过硬、过热食物，禁辛辣刺激性食物，戒烟酒，可服用清热解毒类药物，如牛黄解毒片、六神丸等。

6. 放射性肺炎

一旦出现放射性肺炎，应立即使用肾上腺皮质激素控制炎症。急性期可用泼尼松（强的松），待症状消失后逐渐减量，疗程视病情而定，一般不少于6周。伴有细菌感染者，可选用有效抗生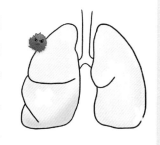素，控制感染。支持疗法可联合中医以及止咳、解热药的辅助治疗。

7. 放射性食管炎

放射性食管炎常于放疗后 1 周或数周内出现，放射线对食管黏膜产生损伤后，患者进食时可出现咽喉疼痛、烧灼感、吞咽不适，尤其在进食刺激性食物时，上述症状较明显，一般症状较轻，多不影响治疗继续进行。控制进食速度，不宜进食过饱，进食过后不要立即平卧；进食流食，禁食刺激性食物；每餐过后口服生理盐水（0.9% 氯化钠溶液）冲洗食管。必要时口服奥美拉唑胶囊；吞咽疼痛时，进食前半小时口服食管炎合剂（地塞米松、利多卡因、生理盐水）。

8. 外周神经病

外周神经病少见，主要是迟发性神经缺血性水肿，属于脱髓鞘病。常出现肌肉萎缩、感觉障碍、腱反射减低、肢体水肿等症状，多为不可逆，预后较差。一旦发现，应立即使用肾上腺皮质激素控制病情，并予以营养神经等对症治疗，也可以通过针灸、推拿、按摩等中医的治疗方法治疗。

不同的病理类型，放疗的范围和剂量都不同。对抗放疗长期不良反应需要提高机体免疫力，增强患者自身抗病能力。免疫力得到提高后，机体有一个好的抵抗力，才能更好地去对抗放疗带来的长期不良反应。

92. 骨与软组织肿瘤放疗疗程

骨与软组织肿瘤的病理类型多种多样，每种肿瘤对放射线的敏感性不尽相同，再加上放疗目的不同时对应的放疗剂量也会不同，因此不同患者的放疗疗程存在明显差异。下面介绍几种常见的骨与软组织肿瘤的放疗疗程。

（1）色素沉着绒毛结节性滑膜炎：又称为腱鞘巨细胞瘤，属于良性肿瘤，为降低复发风险，通常的放疗剂量为 30 ～ 36 Gy，需要 15 ～ 18 次放疗。

（2）胚胎型 / 腺泡状横纹肌肉瘤：属于对放疗非常敏感的肿瘤类型，根据不同的肿瘤部位和放疗目的，放疗剂量在 36 ～ 50.4 Gy 之间，需要 20 ～ 28 次放疗。

（3）尤文肉瘤：属于对放疗敏感的肿瘤类型，不同的肿瘤部位和放疗目的，需要的放疗剂量各不相同。椎骨受累时需要 45 Gy，共 25 次；肿瘤切除后辅助放疗需要 50.4 Gy，共 28 次；明确肿瘤残留的需要 55.8 Gy，共 31 次。

（4）非特指软组织肉瘤：术前新辅助放疗剂量为 50 Gy，需要 25 次放疗；术后辅助放疗剂量为 60 ～ 66 Gy，需要 30 ～ 33 次放疗；对于手术后镜下切缘阳性的患者，则需要 66 ～ 68 Gy 的剂量，即 33 ～ 34 次放疗；对于明确肿瘤残留的患者，则需要 70 ～ 76 Gy 的剂量，即 35 ～ 38 次放疗。

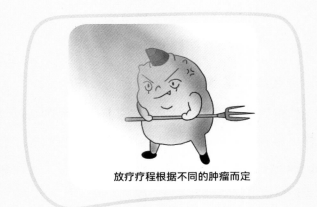

放疗疗程根据不同的肿瘤而定

以上是几种常见的骨与软组织肿瘤在采用常规分割放疗方式时的疗程，但具体剂量和疗程需要听从主治医生的安排。

93. 已经开始放疗，疼痛多久缓解（以骨转移为例）

骨转移早期一般无任何症状，之后易引发骨痛或病理性骨折，多表现为病变部位出现局限的、明确压痛点的疼痛。放疗可起到缓解疼痛并杀死癌细胞、控制病灶发展的作用。约75%的患者疼痛会明显减轻，约50%的患者疼痛可能完全缓解，大约于放疗第7次开始，疼痛出现缓解及改善。

疼痛缓解大约于
放疗第7次开始

94. 因为疼痛只能坚持一两分钟躺着不动，能进行放疗吗？

一、放疗是抗肿瘤治疗、疼痛治疗的重要选择

除针对肿瘤进行治疗外，放疗可以配合化疗、手术，有效实现对肿瘤的控制，减轻肿瘤导致的疼痛症状。以骨转移伴疼痛为例，放疗可显著缓解 50% ~ 80% 的骨转移疼痛，其中约三分之一可得到完全缓解，放疗还可以减少病理性骨折的风险，减轻照射区病灶进展。

二、镇痛治疗有助于提高放疗依从性

放疗作为抗肿瘤治疗和疼痛治疗的重要选择，应用放疗进行抗肿瘤治疗的同时，随着照射剂量的提高，在杀灭癌细胞的同时，还会引发一些不良反应，其中，癌性疼痛是非常典型的一种症状，且放疗的前、中、后期全程都可能伴有癌性疼痛。其中神经病理性疼痛的发生率高达 31.1%，约一半左右的神经病理性疼痛患者的疼痛得不到充分的缓解，从而影响放疗的顺利实施，导致患者无法坚持全程治疗，最终影响临床疗效。因此，在有效抗肿瘤治疗的同时，还需要镇痛治疗的配合。

由于放疗患者疼痛缓解需要一定时间，《放射治疗疼痛全程管理指南》指出，骨转移伴疼痛患者的治疗，疼痛开始缓解的时间由几天到 4 周不等，疼痛缓解可持续 3 ~ 6 个月。为尽快缓解疼痛，放疗期间需要药物镇痛治疗，以利于放疗体位的维

持及提高放疗期间生活质量。

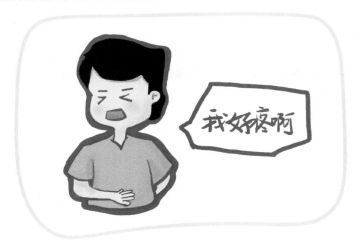

95. 放疗中，可以挪动身体吗？

原则上不能挪动，因为会造成放射部位的改变。如遇特殊情况不能耐受的患者应告知放疗技师。

96. 行动不便，上下床很困难，能放疗吗？

行动不便、上下床很困难者，如无其他疾病等因素的影响，可借助轮椅、平车、病床等辅助工具，在医护人员或家属的陪同下进行放疗。外出放疗前，须评估患者的生命体征、意识状态、配合程度，了解可能出现的风险及需要配合的注意事项，注意安全，活动轻慢，预防跌倒。提前与放疗室联系沟通，保证患者到达放疗室能够及时治疗，减少等候时间。治疗期间如出现不适，及时向医生反映，以便及时处理。

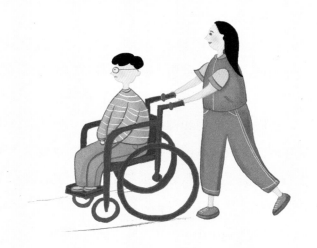

97. 放疗后出现手部肿胀疼痛且迅速加重是正常现象吗？（警惕骨筋膜室综合征）

放疗后出现手部肿胀常见于乳腺癌术后放疗的患者，也被称为乳腺癌相关淋巴水肿。这是乳腺癌术后放疗后常见的并发症之一。因乳腺癌手术对患者腋窝的正常组织造成了一定破坏，对淋巴回流产生一定影响，放疗后引起局部组织纤维化，进而加重患者淋巴水肿。肢体肿胀不仅影响患者日常活动能力，也会导致患者出现乏力、反复感染、上肢功能障碍等严重并发症，对患者的生活质量造成严重影响。

目前临床治疗手部肿胀的方式较多，包括常规手法康复、功能锻炼、等效肌力训练等，可在一定程度上缓解手部肿胀症状，但临床尚未发现有效的根治办法。

此外，还要注意排除骨筋膜室综合征。骨筋膜室综合征是指各种原因造成的肢体创伤，导致筋膜室内压力升高，阻断筋膜室内组织微循环而引发的一系列症状和体征，最常见于四肢创伤后，筋膜室内肌肉和神经长时间缺血，导致肌肉坏死及神经功能障碍，造成肢体严重的不可逆损伤。主要见于下肢动脉取栓术后引起的下肢肿胀导致筋膜室压力增高，晚期主要表现为"5P"症状，包括疼痛（pain）、苍白（pallor）、感觉异常（paresthesia）、麻痹（paralysis）和无脉（pulseless）。

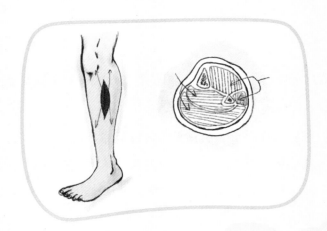

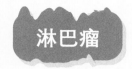

淋巴瘤

98. 淋巴瘤放疗模拟定位特点与注意事项

淋巴瘤的具体放疗部位及剂量根据患者的病理类型、分期、治疗目的等因素综合考虑而定。对于早期滤泡性淋巴瘤和黏膜相关淋巴组织结外边缘区淋巴瘤，放疗为重要的治疗手段，甚至是唯一的治疗手段，放疗剂量为 24 ~ 30 Gy。对于早期鼻腔 NK/T 细胞淋巴瘤，若患者无高危因素，则放疗为根治性治疗手段，放疗剂量为 50 ~ 54 Gy。对于有高危因素的患者，采取放疗和化疗的联合治疗，其中放疗是不可替代的重要治疗手段。对于弥漫大 B 细胞淋巴瘤、套细胞淋巴瘤、外周 T 细胞淋巴瘤等侵袭性淋巴瘤，经过系统性免疫化疗后达到完全缓解的患者，其巩固性放疗剂量为 30 ~ 36 Gy，若未完全缓解，对于残留病灶，挽救性放疗剂量为 36 ~ 50 Gy，而对于难治性淋巴瘤的病灶，放疗剂量应达 40 ~ 55 Gy。对于部分滤泡性淋巴瘤、套细胞淋巴瘤及小淋巴细胞淋巴瘤患者，若肿瘤影响重要器官功能，为减轻症状、提高患者生活质量，可考虑"2×2 Gy"或者"1×4 Gy"的短程放疗方法，以达到治疗的目的。

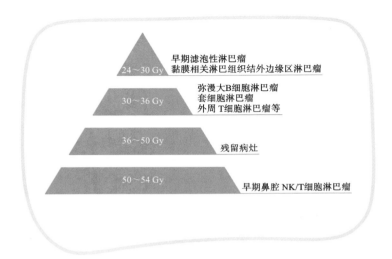

99. 淋巴瘤放疗常见不良反应和处理

一、淋巴瘤放疗不良反应要看肿瘤发生的部位而定

（1）头颈部放疗，放疗后会引起头颈的某些器官出现不良反应，如口干、口腔和牙龈疮、吞咽困难、下颚僵硬、恶心、脱发、淋巴水肿、牙齿腐烂、颅内高压等。

（2）胸部放疗，放疗后会有放射性肺炎、放射线食管炎、气管炎、呼吸困难、进食困难、肩部僵硬、肺部纤维化等。

（3）腹部放疗后主要引起胃肠道反应、放射性肠炎，表现为恶心呕吐、大便次数增多、腹痛、腹胀、排便不畅、便血等。

（4）盆腔放疗后可能引起泌尿系统症状，如尿频、尿急、排尿困难，甚至尿失禁等。

（5）淋巴瘤放疗远期不良反应主要包括心血管疾病及第二肿瘤的发生，这两种并发症与放疗照射面积、照射剂量有关。传统放疗因为照射体积较大，不良反应较常见，目前应用精准放疗后，放射面积相应缩小，从而能减少对正常组织的损伤，其远期不良反应也相对减少。

二、如何应对放疗的不良反应？

1. 恶心呕吐

恶心呕吐是由于放疗引起胃肠功能紊乱所致。出现症状时应卧床休息，多饮水，少吃多餐，吃清淡、易消化的食物，也可口服维生素 B_6、甲氧氯普胺（胃复安）等药物。食欲不振可服用开胃药或开胃食物如陈皮、山楂等。

2. 白细胞降低

放疗时骨髓内的造血细胞的分裂增殖受到抑制，导致白细胞、血小板下降，晚期出现贫血的症状。如果出现白细胞 $< 3 \times 10^9/L$，血小板 $< 70 \times 10^9/L$ 时，应暂停放疗，进行升血细胞治疗，待血常规正常后再开始治疗。放疗期间每周应检查血常规1次。白细胞太低时，可用升白药（利血生、维生素 B_4）或升白针；出现严重贫血症状可考虑成分输血。

3. 皮肤问题

接受放疗的一些人会出现皮肤干燥、瘙痒、水疱或脱皮。

这些不良反应取决于身体接受放疗的部位。治疗结束后几周，皮肤问题通常会逐渐消失。放疗期间应穿宽松、棉质的衣服，避免碰到放疗部位。如果皮肤损伤情况严重，破溃局部可涂些湿润灼伤膏，局部喷雾，并暂停放疗。更严重者，须医生重新制订治疗计划。

4. 全身反应

放疗患者可能会一直感到疲劳或疲惫。疲劳程度通常取决于治疗计划。例如，放疗联合化疗可能会导致更加疲劳，出现一系列的功能紊乱与失调，如精神不振、食欲下降、身体衰弱、困倦、恶心呕吐、食后胀满等，程度轻微者可不进行处理，严重者应及时治疗，结合中医中药，提高机体的免疫力。还可保持适当的体力活动，有助于缓解与癌症相关的疲劳；控制压力和治疗抑郁和焦虑可以减轻疲劳，可采取听舒缓的音乐、进行冥想或者做瑜伽等；提高睡眠质量、按时入睡、保证均衡的饮食结构可以帮助消除疲劳。

5. 口腔黏膜反应

表现为口腔黏膜红肿、红斑、充血，分泌物减少。口干，稍痛，进食略少。此期应保持口腔清洁，饭后用软毛牙刷及含氟牙膏刷牙，应进软食，勿食过冷、过硬、过热的食物，禁食辛辣刺激性食物，戒烟酒，可服用清热解毒类药物，如牛黄解毒片、六神丸等。

6. 放射性肺炎

一旦出现放射性肺炎，应立即使用肾上腺皮质激素控制炎症。急性期可用泼尼松（强的松），待症状消失后逐渐减量，疗程视病情而定，一般不少于 6 周。伴细菌感染者，可选用有效抗生素，控制感染。支持疗法包括中医疗法以及止咳、解热等辅助治疗。

7. 放射性食管炎

常于放疗后 1 周或数周内出现，放射线对食管黏膜产生损伤后，患者进食时可伴有咽喉疼痛、烧灼感、吞咽不适等症状，尤其在进食刺激性食物时，上述症状更加明显。一般症状较轻，不影响放疗。应控制进食速度，不宜进食过饱，进食过后不要立即平卧；进流食，禁食刺激性食物；每餐过后可用生理盐水（0.9% 氯化钠溶液）冲洗食管。必要时，口服奥美拉唑胶囊；吞咽疼痛时，可于进食前半小时口服食管炎合剂（地塞米松、利多卡因、生理盐水）。

8. 外周神经病

外周神经病较少见，主要是迟发性神经缺血性水肿，属于脱髓鞘病，常表现为肌肉萎缩、感觉障碍、腱反射减低、肢体水肿等症状，多为不可逆，预后较差。一旦发现，应立即使用肾上腺皮质激素控制病情，并给予营养神经等对症治疗，也可以通过针灸、推拿、按摩等中医疗法治疗。

9. 长期不良反应

放疗结束后大多数不良反应会消失，但是有些人的症状会持续存在，反复发生，这些被称为后期效应。这种后期效应有可能会诱发第二种癌症，这是一种新型癌症，是由最初的放疗引起的。不过这种后期效应出现的概率很低，并且风险通常小于治疗原发性癌症的益处。对抗放疗长期不良反应需要提高机体免疫力，增强自身抗病能力。机体有一个好的抵抗力，才能更好地去对抗放疗带来的长期不良反应。

淋巴瘤的放疗剂量不是很高，不良反应相对较小，所以患者无须过分紧张。随着放疗技术的发展，适形放疗已经得到广泛运用，这种放疗技术是根据肿瘤的形状施行放疗的，可使放疗对病灶周围其他器官的伤害减小到最低程度。除了适形放疗外，更为先进的调强放疗也已经用于淋巴瘤的放疗。

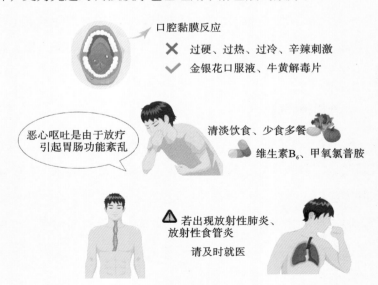

口腔黏膜反应
✗ 过硬、过热、过冷、辛辣刺激
✓ 金银花口服液、牛黄解毒片

恶心呕吐是由于放疗引起胃肠功能紊乱

清淡饮食、少食多餐
维生素B₆、甲氧氯普胺

⚠ 若出现放射性肺炎、放射性食管炎
请及时就医

100. 电子束放疗时的注意事项

电子束放疗技术主要用于一些表浅的肿瘤的治疗，目前临床运用较多的有皮肤癌、乳腺癌改良根治术后胸壁的放疗、瘢痕疙瘩等。电子束主要用于治疗表浅的病灶是因为它的高能量区位于比较表浅的位置，它在进入人体后能量很快衰减，因此对于深部的肿瘤达不到治疗的作用。也正由于这一特点，利用电子束治疗表浅肿瘤时，肿瘤深部正常器官受到的能量照射是比较低的，也是比较安全的。

不同能量的电子束，其最大能量的深度是不一样的，在利用电子束进行治疗时，需要根据肿瘤的大小和深度选择合适能量的电子束，必要时还需要通过加用一定厚度的补偿物来提高皮肤表浅的剂量。因为皮肤的受照射剂量较高，所以要注意皮肤的保护，避免使用刺激性清洁剂清洗皮肤，避免搓洗，注意防晒，可以外擦放射防护药物减轻放疗反应。

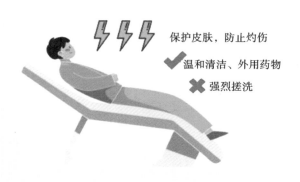

保护皮肤，防止灼伤

✓ 温和清洁、外用药物

✗ 强烈搓洗